D1663378

Dietrich Reinhardt

Asthma bronchiale im Kindesalter

Mit 18 Abbildungen

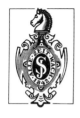

Springer-Verlag
Berlin Heidelberg New York Tokyo

Professor Dr. DIETRICH REINHARDT
Universitätskinderklinik
Moorenstraße 5
D-4000 Düsseldorf

ISBN 3-540-15580-5 Springer-Verlag Berlin Heidelberg New York Tokyo
ISBN 0-387-15580-5 Springer-Verlag New York Heidelberg Berlin Tokyo

CIP-Kurztitelaufnahme der Deutschen Bibliothek

Reinhardt, Dietrich:
Asthma bronchiale im Kindesalter/Dietrich Reinhardt.
– Berlin ; Heidelberg ; New York ; Tokyo : Springer, 1985.
ISBN 3-540-15580-5 (Berlin...)
ISBN 0-387-15580-5 (New York...)

Satz-, Druck- und Bindearbeiten: Beltz Offsetdruck, Hemsbach/Bergstr.
2121/3130-54321

Vorwort

In den meisten Fällen beginnt das Asthma bronchiale in den ersten 5 Lebensjahren, seltener im Schulalter und nur in einem geringen Prozentsatz im Erwachsenenalter.

Obwohl die Inzidenzraten aufgrund regionaler Unterschiede und differierender Erfassungsmethoden stark schwanken, muß davon ausgegangen werden, daß etwa 5 bis 7 Prozent aller Kinder ein Asthma bronchiale haben. Wenn die infektbedingten Atemwegsobstruktionen miteinbezogen werden, liegt die Inzidenzrate sogar bei 14%. Diese Zahlen scheinen eine noch zunehmende Tendenz zu haben.

Trotz einer weitgehend einheitlichen klinischen Symptomatik unterscheidet sich das Asthma des Kindes von dem des Erwachsenen. Dies betrifft das klinische Bild ebenso wie die Prognose oder die Ansprechbarkeit auf die verschiedenen therapeutischen Prinzipien. Generell kann man sagen, daß diese Unterschiede um so größer sind, je jünger das Kind ist.

Auf dem Gebiet der Asthmaforschung haben sich in den letzten 15 Jahren erhebliche Fortschritte, insbesondere auf dem Gebiet der immunologischen Grundlagenerkenntnisse und der Therapie ergeben. Trotz der bereits vorhandenen umfangreichen Lehrbuchliteratur erschien es mir daher gerechtfertigt, speziell die pädiatrischen Besonderheiten dieses häufigen Krankheitsbildes noch einmal aufzuzeigen. Es wurde dabei bewußt auf die Vermittlung von Basiswissen zugunsten einer mehr wissenschaftlich gehaltenen Darstellung verzichtet.

Das vorliegende Buch beruht weitgehend auf einer Übersichtsarbeit, die in den Ergebnissen der Inneren Medizin und Kinderheilkunde (Bd. 52, S. 60–156, Jahrg. 1984) erschienen ist. Einige Teile wurden ergänzt oder auf den neuesten Erkenntnisstand gebracht. Ein Dosierungsanhang soll die Anwendung des Dargestellten in der Praxis erleichtern.

Natürlich konnte bei der Komplexität des Asthma-Themas hier und da eine subjektive Darstellungsweise nicht vermieden werden. Wie bei anderen Krankheitsbildern auch, ersetzt jedoch eine noch so detaillierte Darstellung nicht den subjektiv-klinischen Erfahrungswert, daß jede Krankheit individuell abläuft und daher auch einer individuellen Behandlung bedarf.

Düsseldorf, Juni 1985   D. Reinhardt

Inhaltsverzeichnis

1 Einleitung

Eine der häufigsten chronischen Erkrankungen des Kindesalters ist das Asthma bronchiale. Obwohl die klassische Verlaufsform des Status asthmaticus keine diagnostischen Schwierigkeiten bereitet, werden häufig die abortiv verlaufenden Formen, die sich gerade bei Kleinkindern oft nur in Form von rezidivierendem oder chronischem Husten äußern, verkannt.

Aber nicht nur über den klinischen Verlauf, sondern auch über die Definition, die Einteilung, die zugrundeliegenden Pathomechanismen und über die notwendigen therapeutischen Maßnahmen bestehen häufig Unklarheiten und diskrepante Ansichten.

Das kindliche Asthma unterscheidet sich in vielerlei Hinsicht von dem des Erwachsenen. Dies betrifft das klinische Bild, die Differentialdiagnose, die Prognose, aber auch die Ansprechbarkeit gegenüber den medikamentösen Prinzipien sowie die Dosierung der Arzneimittel. Generell kann man sagen, daß diese Unterschiede um so größer sind, je jünger das Kind ist. In der vorliegenden Übersicht soll versucht werden, die in den letzten Jahren gewonnenen neuen Erkenntnisse auf dem Gebiet der Asthmaforschung mit besonderer Berücksichtigung der spezifischen pädiatrischen Aspekte darzustellen.

Die im Text erwähnten eigenen Untersuchungen wurden unterstützt durch das Ministerium für Wissenschaft und Forschung NRW und den Sonderforschungsbereich 30 der Deutschen Forschungsgemeinschaft

2 Definition und Einteilung

Nach den Kriterien, die von einer gemeinsamen Kommission der American Thoracic Society und des American College of Chest Physicians 1975 erarbeitet wurden (ACCP-ATS Joint Committee 1975), ist das Asthma bronchiale definiert als eine gesteigerte Reaktivität des Bronchialsystems gegenüber verschiedenen exogenen und endogenen Stimuli, die sich als generelle Erhöhung des Atemwegswiderstandes darstellt und sich spontan oder als Folge einer medikamentösen Therapie in ihrem Ausmaß ändern kann. Wenn man unter diesen funktionellen Gesichtspunkten die Atemwegsobstruktion definiert, so ist die Definition sowohl auf die obstruktive Säuglings- und Kleinkindbronchitis als auch auf das Asthma bronchiale des älteren Kindes und des Erwachsenen anzuwenden. Von vielen amerikanischen Autoren werden daher die obstruktiven Atemwegserkrankungen im Kindesalter auch als eine nosologische Krankheitseinheit angesehen (*Tabachnik* u. *Levison* 1981). Die Besonderheiten der pathologisch-anatomischen Gegebenheiten des Atemwegstraktes im Säuglingsalter, die aufgrund der Reifung des Immunsystems bestehende besondere Infektanfälligkeit und die Unterschiede in der therapeutischen Ansprechbarkeit gegenüber den antiasthmatischen Wirkprinzipien machen jedoch deutlich, daß eine Definition unter funktionellen Gesichtspunkten nur sehr schwer auf die Atemwegsobstruktionen der verschiedenen Lebensaltersklassen des Kindes anzuwenden ist. Bei Säuglingen und jungen Kleinkindern ist die Frage, inwieweit eine Atemwegsobstruktion einem Asthma bronchiale entspricht oder evtl. in ein Asthma übergeht, nur sehr schwer zu beantworten (*Aas* 1981; *Hofmann* 1983). Mit zunehmendem Lebensalter wird die Wahrscheinlichkeit, daß einer Atemwegsobstruktion ein Asthma bronchiale zugrundeliegt (*Eigen* 1982), größer. Hinweise auf eine Atopie in der Familie, häufig rezidivierende Obstruktionen und exspiratorisches „Pfeifen" bei körperlicher Anstrengung sind sicherlich gewisse Indikatoren, machen aber eine weitere, gezieltere Diagnostik erforderlich. Es erscheint aus den genannten Gründen sinnvoller, das Asthma bronchiale, genau wie andere Erkrankungen auch, durch bestimmte diagnostische Haupt- und Nebenkriterien einzugrenzen. Als Hauptkriterien können gelten:

1. Rezidivierende Anfälle von Atemnot,

2. exspiratorisches Giemen und Brummen,

3. Verlängerung der forcierten Exspirationszeit, und

4. im symptomfreien Intervall eine Erhöhung des Atemwegswiderstandes und/ oder Erniedrigung der 1-s-Kapazität nach Provokation durch körperliche Belastung oder Histamininhalationen.

Tabelle 1. Haupt- und Nebenkriterien für die Diagnose eines Asthma bronchiale

Hauptkriterien	Nebenkriterien
1. Anfallsartige exspiratorische Dyspnoe	1. Eosinophilie im peripheren Blut > 10%
2. „Pfeifen", Giemen und Brummen im Exspirium	2. Positiver Pricktest oder RAST
3. Verlängerung der forcierten Exspirationszeit	3. Chronischer Husten mit „Pfeifen"
4. Verminderung des PEF und/oder des FEV_1 nach Belastung	4. Bestehen anderer atopischer Konstellationen
	5. Atopiekonstellation in der Familienanamnese

Daneben können eine Reihe von Nebenkriterien zur Diagnose herangezogen werden, wie z. B. ein chronischer oder rezidivierender Husten, eine Erhöhung der Eosinophilenzahl im peripheren Blut auf über 10%, bestimmte Hinweise in der Allergensibilisierung mit positiven Reaktionen im Pricktest oder im RAST (Tabelle 1, nach *Reed* u. *Townley* 1983). Ein Asthma bronchiale sollte dann als gegeben angesehen werden, wenn zumindest 2 Hauptkriterien oder 1 Haupt- und 2 Nebenkriterien zutreffen. Wegen der beschränkten Möglichkeit und auch Aussagefähigkeit bestimmter diagnostischer Untersuchungsmethoden sind diese Definitionskriterien beim Säugling und Kleinkind ebenfalls wiederum nur bedingt zu verwerten.

Genauso wie die Schwierigkeit, das Asthma bronchiale im frühen Kindesalter nach funktionellen Gesichtspunkten als Lumeneinengung des Bronchialsystems oder nach diagnostischen Haupt- und Nebenkriterien zu definieren, bieten auch die Einteilungsmöglichkeiten nach pathogenetischen Prinzipien Ansatz zur Kritik. Die gebräuchlichste Einteilung berücksichtigt neben dem extrinsisch-atopischen das extrinsisch nichtatopische und das intrinsische Asthma sowie das Anstrengungsasthma und Asthmaformen, die im Rahmen anderer chronischer Lungenerkrankungen auftreten (Tabelle 2). Neue Vorstellungen, die das Asthmasyndrom auf molekularbiologischer und/oder biochemischer Ebene zu erklären versuchen (*König* et al. 1983) lassen jedoch die Frage entstehen, ob die genannten unterschiedlichen Formen des Asthmas nicht auch eine gemeinsame pathogenetische Reaktionskette auslösen, die dann am Erfolgsorgan, den Atemwegen, die Bronchokonstriktion verursacht. Für die Pathogenese asthmatischer Erkrankungen werden dabei folgende Faktoren als verantwortlich angesehen:

1. Ein Defekt auf zellulärer Ebene,

2. die Mediatoren der Allergie und Entzündung,

3. pathophysiologische Mechanismen, die die Hyperreagibilität des Bronchialsystems auslösen und unterhalten, und

4. die Zusammensetzung und Menge des Bronchialschleims.

Alle Versuche, das Asthma bronchiale nach pathogenetischen Prinzipien zu definieren und einzuteilen, werden sicherlich jedoch auch in Zukunft fehlschlagen, denn immer werden, wenn auch mit unterschiedlicher Wertigkeit, verschiedene Faktoren zusammenkommen müssen, um die dem Asthma zugrundeliegen-

Tabelle 2. Einteilung des Asthma bronchiale nach verschiedenen Kriterien

Ätiologie (altes Konzept)	Ätiologie[a] (neues Konzept) Stimuli, die eine Bronchokonstriktion verursachen	Schweregrad[b] (nach Anzahl der Anfälle pro Jahr)	Schweregrad[c] (nach Belastungs- fähigkeit)	Klinischer Verlauf
Extrinsisch- atopisch	Mediatoren der Allergie Histamin Leukotriene	Grad I 1–5 Anfälle	Grad I noch fähig, Sport zu treiben und zur Schule zu gehen	1. Asthmaanfälle und Status asthmaticus
Extrinsisch- nicht atopisch	Prostaglandin $F_{2\alpha}$	Grad II 6–10 Anfälle	Grad II fähig, zur Schule zu gehen, aber keinen Sport zu treiben	2. Intermittierende, obstruktive Bronchitis
Intrinsisch	Infektionen			
Mischform	Anstrengung Temperatur Pharmakologische Substanzen	Grad III 11–20 Anfälle	Grad III nicht belastungs- fähig, bettlägerig	3. Chronisch- obstruktive Bronchitis
	Physikochemische Noxen	Grad IV mehr als 20 Anfälle	Grad IV Moribund	

[a] nach *McFadden* (1982)
[b] nach *Meyer* et al. (1976)
[c] nach *Jones* (1980) modifiziert

den Symptome einer exspiratorischen Dyspnoe und/oder eines rezidivierenden Hustens mit oder ohne vermehrten Schleimauswurf zu verursachen. Ob die vorhandenen pathologisch-anatomischen Veränderungen, die in einem Spasmus der Bronchialmuskulatur, einem Ödem der Bronchialschleimhaut sowie in einer Vermehrung der Schleimproduktion oder auch Schleimdyskrinie bestehen, darauf beruhen, daß verschiedene Auslösefaktoren ein und dasselbe Muster biochemischer oder molekularbiologischer Veränderungen auf zellulärer Ebene verursachen, müssen weitere Untersuchungen zeigen.

Für die Klinik sind neben den pathogenetisch zugrundeliegenden Mechanismen sicherlich auch pragmatischere Einteilungen, die den Schweregrad sowie den Verlauf berücksichtigen (s. Tabelle 2), sinnvoll, da sie über den Einsatz therapeutischer Mittel, aber auch über die Langzeitprognose entscheiden.

3 Epidemiologie

3.1 Inzidenz

Aufgrund des Fehlens einheitlicher Definitionen, der Unzulänglichkeit der diagnostischen Methoden im Säuglings- und Kleinkindalter und der häufig uncharakteristischen Symptomatik in den ersten Lebensjahren, schwanken die Angaben über die Häufigkeit des Asthma bronchiale erheblich. Nach Angaben der WHO (1974) leiden 2% aller Kinder an Asthma. Andere Untersuchungen, die jedoch retrospektiver Art waren, geben eine Asthmainzidenzrate von 5–10% bei Kindern unter 2 Jahren an (*Williams* u. *McNicol* 1969; *Dees* 1969). Nach einer Zusammenstellung von *Gregg* (1977) variieren die Zahlen in der Literatur auch aufgrund regionaler und soziökologischer Gegebenheiten in den einzelnen Ländern, in denen die Studien durchgeführt wurden. So werden für Skandinavien Inzidenzraten zwischen 0,5 und 2%, für Großbritannien und die Vereinigten Staaten zwischen 1,5 und 5,1% und für Australien sogar zwischen 5,4 und 7,4% angegeben. In einer Longitudinalstudie aus dem Jahre 1978, in der alle 17000 Kinder einbezogen wurden, die innerhalb 1 Woche im März des Jahres 1958 in England, Wales und Schottland geboren worden waren (*Peckham* u. *Butler* 1978), waren nach Angaben der Eltern, der Lehrer und nach den bei einer Schuluntersuchung erhobenen Daten im Alter von 11 Jahren bei 3,5% der Kinder die Kriterien für ein Asthma gegeben. Bei 8,8% bestanden zum gleichen Befragungs- und Untersuchungszeitpunkt in der Anamnese Hinweise für rezidivierende obstruktive Bronchitiden in der frühen Kindheit. Obwohl die Diskrimination zwischen obstruktiver Bronchitis und Asthma bronchiale häufig schwierig ist (s. Abschn. 3.2.1), steigt bei Einbeziehung der obstruktiven Bronchitiden („wheezy bronchitis") unter das Asthmasyndrom die Inzidenzrate erheblich an: nach einer von *Gregg* 1977 zusammengestellten Literaturübersicht liegt sie zwischen 7 und 25%. Diese Unterschiede weisen bereits darauf hin, daß die obstruktive Bronchitis nicht unter den Begriff des Asthma bronchiale subsummiert werden darf.

In den meisten Fällen beginnt das Asthma bronchiale in den ersten 5 Lebensjahren. Die Angaben über die anteilige Häufung des Asthmas im Kindesalter schwanken in Abhängigkeit von der zugrundeliegenden Erfassungsmethodik sowie regionaler Unterschiede sehr stark und liegen zwischen 8% (Finnland) und 63% (Australien; Literatur bei *Gregg* 1977). Während der Zeit des Heranwachsens und der frühen Erwachsenenzeit beginnt das Asthma seltener, während des späteren Erwachsenenalters nur in einem geringen Prozentsatz (*Siegel* et al. 1983).

Dabei scheint es so zu sein, daß in jungen Jahren eine Allergie die Hauptursache darstellt, während in späteren Jahren andere Faktoren als Auslöser in Frage kommen (s. Abb. 4, S. 19). Die von *Rackeman* u. *Edwards* (1952) gemachte Feststellung „When asthma begins before age 30, the cause is allergy unless proved otherwise; but when asthma begins after age 40, the cause is not allergy unless proved otherwise" hat bis heute Gültigkeit.

Jungen sind von der Krankheit wesentlich häufiger betroffen als Mädchen, die Ursache ist unklar (*McNicol* u. *Williams* 1973). Obwohl die Angaben über das Geschlechtsverhältnis zwischen 4:1 bis 3:2 variieren, wird von den meisten Autoren ein 2:1-Verhältnis angegeben (s. *Gregg* 1977).

Die vorliegenden Zahlen, insbesondere zur Inzidenz und zum Beginn des Asthmas in der frühen Kindheit, basieren meist auf retrospektiven Studien aus den Jahren 1950–1975. Mit der Zunahme des Problembewußtseins für das kindliche Asthma und mit einer verbesserten Nachweismethodik für Allergien vom Soforttyp werden sicherlich sowohl die Inzidenzrate als auch die Rate für den Beginn des Asthmas im Kindesalter nach oben korrigiert. Bei einer Reihe von Kindern mit rezidivierenden obstruktiven Bronchitiden und einer Asthmasymptomatik wird immer noch aus Unkenntnis eine Bronchitis oder Pneumonie diagnostiziert. Einen wesentlichen Unsicherheitsfaktor für die Abschätzung der Häufigkeit und des Vorkommens des Asthmas im Kindesalter stellt auch die Schwierigkeit dar, die obstruktive Bronchitis im Säuglings- und frühen Kleinkindalter vom Asthmasyndrom zu trennen.

3.2 Disponierende Faktoren

3.2.1 Die obstruktive Säuglingsbronchitis („wheezy bronchitis")

Die Frage, ob sich aus einer obstruktiven Bronchitis im Säuglings- und Kleinkindalter auf die Entwicklung eines Asthma bronchiale schließen läßt, ist schwierig zu beantworten (Tabelle 3). Nach Untersuchungen verschiedener Autoren muß davon ausgegangen werden, daß mindestens 20% (*Möller* 1955) oder sogar über 30% (*Pullan* u. *Hey* 1981) der Patienten, die im späteren Lebensalter ein Asthma bronchiale entwickeln, bereits im Säuglingsalter rezidivierende obstruktive Bronchitiden durchgemacht haben. Obwohl die Zahlen somit auf eine gewisse Disposition für ein späteres Asthma hinweisen, belegen sie andererseits, daß der Atemwegsobstruktion im Säuglingsalter in den meisten Fällen andere Faktoren als der allergisch bedingten Atemwegsobstruktion zugrundeliegen müssen. Zum einen sind die Atemwege des Säuglings eng (*Reid* 1977), der Atemwegswiderstand ist dementsprechend hoch und erreicht erst im Schulalter Erwachsenenwerte (*Hogg* et al. 1970). Da der Atemwegswiderstand umgekehrt proportional der vierten Potenz des Radius der Atemwege ist ($R_t \approx 1/r^4$), wird verständlich, daß sich in der frühen Kindheit eine Verkleinerung des Bronchiallumens, z.B. durch eine Schleimhautschwellung und eine vermehrte Schleimproduktion mit veränderter Schleimzusammensetzung, wesentlich stärker auswirkt als im späteren Lebensalter. Zum anderen sind andere Erkrankungen wie eine Nahrungsmittelaspiration, ein gastroösophagealer Reflux, Links-rechts-Shunt-Vitien, eine Mukoviszidose, Gefäßmißbildungen wie ein doppelter Aortenbogen sowie eine

Tabelle 3. Faktoren, die die Prognose des Asthma bronchiale im Kindesalter beeinflussen. (Modifiziert nach *Kuzemko* 1980)

Günstig	Ungünstig	Fraglicher Einfluß
Persistierende negative Hauttests	Ernährung mit Kuhmilch-präparaten, besonders bei einer Atopie in der Familie	Geschlecht
Fehlen einer zusätzlichen atopischen Manifestation		Frühe Diagnose
	Ausgeprägte Symptome	Frühe und ausreichende Therapie
Keine Hinweise für eine Atopie in der Familie	Vorhandensein einer oder mehrerer anderer atopischer Manifestationen	Polyallergie
Fehlende Allergenexposition im frühen Säuglingsalter		Glukokortikoidabhän-gigkeit
	Atopie bei Verwandten 1. Grades	
Stillen, besonders bei Kindern mit Hinweisen auf eine Atopie in der Familie		Familiäre und soziale Konfliktsituation
		Nasale Polypen
		Tonsillektomie/ Adenotomie

Tracheo- oder Bronchomalazie, ebenfalls als Ursache rezidivierender Atem-wegsobstruktionen zu berücksichtigen (*Eigen* 1982; *Berquist* et al. 1981; *Tabach-nik* u. *Levison* 1981).

Dennoch ergibt sich die Frage, warum sich aus virusbedingten Bronchitiden bei einem Großteil der Kinder ein Asthma bronchiale entwickelt. Insbesondere Infektionen mit RS-, aber auch Rhino- und Parainfluenzaviren wird dabei eine „asthmogene" Wirkung zugesprochen.

Empey et al. (1976) vermuten, daß bei Kindern mit einer asthmatischen Disposition eine bronchiale Hyperreagibilität mit einer gesteigerten Sensibilität der sogenannten „irritant"-Rezeptoren vorliegt. Über eine entzündungsbedingte Epithelschädigung im Rahmen der Virusinfekte soll es dann zu einer weiteren Sensibilisierung der „irritant"-Rezeptoren und über einen vago-vagalen Reflex zu einer konsekutiven Bronchokonstriktion kommen (s. unter 4.3). Andererseits gibt es Hinweise dafür, daß die endogenen Mediatoren der Allergie auch bei Virusinfekten eine Rolle spielen. So konnten *Ida* et al. (1977) zeigen, daß die Inkubation von Atopikerleukozyten mit Viren zu einer Steigerung der allergen-induzierten Histaminfreisetzung führte. Der gleiche potenzierende Effekt auf die IgE-vermittelte Histaminfreisetzung ließ sich in vitro auch nach Inkubation mit B. Pertussis-toxin nachweisen (*Fischer* u. *Schmutzler* 1982). Bei Kindern, die eine durch RS-Viren verursachte Bronchiolitis durchgemacht hatten, konnte vermehrtes zellgebundenes IgE im Nasen-Rachen-Raum nachgewiesen werden (*Welliver* et al. 1980), so daß die Bronchiolitis von vielen eher als Erstmanifesta-tion eines Asthma bronchiale angesehen wird. Hierfür spricht auch, daß sich nur bei einem Teil der Kinder mit einem RS-Virusinfekt eine Bronchiolitis entwikkelt. Dies sind offenbar diejenigen, die bereits eine atopische Konstellation aufweisen. So konnten *König* u. *Godfrey* bereits 1973 zeigen, daß die Verwandten 1. Grades von Kindern mit obstruktiver Bronchitis gehäuft positive Hinweise auf eine Atopie oder ein hyperreagibles Bronchialsystem bieten. Diese Befunde deuten in Übereinstimmung mit dem Nachweis zellgebundenen IgE's bei Kindern mit RS-Virus-bedingten Atemwegsinfekten darauf hin, daß eine Atopie auch für Atemwegsinfekte mit „asthmogenen" Viren disponiert. Eine Erklärung hierfür könnte in einer Assoziation zwischen atopischen Erkrankungen und einer veränderten T-Zell-Funktion mit einer verzögerten Reifung der T-Suppressorzellen zu suchen sein (*de Weck* 1981). Andererseits verstärkt und unterhält jedoch ein Atemwegsinfekt viraler Genese über eine Sensibilisierung der „irritant"-Rezeptoren auch ein hyperreagibles Bronchialsystem. Bakterielle Infekte scheinen bei der Auslösung obstruktiver Bronchitiden nur eine untergeordnete Rolle zu spielen (*McIntosh* et al. 1973).

Eine prädiktive Bedeutung für die Entwicklung einer Atopie hat die Bestimmung des Gesamt-IgE im Nabelschnurblut. In prospektiven Untersuchungen an mehr als 2500 Kindern über einen Zeitraum von 18–48 Monaten ließ sich zeigen, daß das Risiko, eine allergische Erkrankung zu entwickeln, 5- bis 10mal größer ist, wenn der anfängliche IgE-Spiegel über 1 KU/l liegt und dieses Risiko wird noch größer, wenn Mutter oder Vater Atopiker sind (*Kjellman* 1982, *Croner* et al. 1982, *Bousquet* et al. 1983). Nach übereinstimmenden Zahlen mehrerer Untersucher entwickeln nur etwa 5–10% der Kinder, bei denen das Nabelschnur-IgE nicht erhöht ist und die eine negative Familienanamnese haben, eine Allergie, dagegen 50–70% der Kinder mit erhöhtem Nabelschnur-IgE und über 70 % mit erhöhtem IgE und positiven Hinweisen auf eine Allergie in der Familie (Tabelle 4).

Der von *Tabachnik* u. *Levison* (1981) geprägte Satz „Not all that wheezes is asthma; however, almost all that wheezes is asthma" gilt sicherlich für das Schulkind, nicht für den Säugling. Die Vielfalt der Ursachen, die zu obstruktiven Bronchitiden in dieser Altersgruppe führen kann (Tabelle 5), erfordert zuweilen eine umfassende Diagnostik. Bei häufig rezidivierenden und chronischen Bronchitiden müssen durch eine Herzfernaufnahme mit Breischluck, evtl. durch eine Bronchoskopie mit Bronchographie, durch einen Herzkatheter sowie durch einen Schweißtest andere Grundkrankheiten ausgeschlossen werden (s. Kap. 6). Bestimmte Befunde in der Anamnese, eine Atopie in der Familie sowie eine durch Anstrengung ausgelöste Bronchokonstriktion bieten Hinweise auf ein bestehendes Asthma. Hauttests, das Gesamt-IgE oder der RAST sind bei jungen Kindern häufig falsch negativ (s. unter 6.4.2), so daß die Diagnose oftmals erschwert wird. Die Wechselwirkungen zwischen Atemwegsinfekten, hyperreagiblem Bronchialsystem und Atopie sollten jedoch daran denken lassen, daß sich das Asthma bronchiale meist gerade in einem Alter unter 5 Jahren manifestiert.

Tabelle 4. Prädiktive Bedeutung des Nabelschnur-IgE's und einer Atopiebelastung der Eltern für die spätere Entwicklung einer allergischen Erkrankung. (Nach *Bousquet* et al. 1983)

Literatur	Anzahl der Patienten	Erhöhtes IgE [%]	Normales IgE [%]	Atopie bei den Eltern [%]	Keine Atopie bei den Eltern [%]	Erhöhtes IgE + Atopie bei den Eltern [%]	Normales IgE und keine Atopie bei den Eltern [%]
Croner et al. (1982), *Kjellman* (1982)	1701	70	5	43	12	78	5
Lucarelli et al. (1981)	102	61	21				
Bousquet et al. (1983)	281	52	11	45	16	74	14
Dannaeus et al. (1978)	53	50	0				

Tabelle 5. Ätiologie der chronischen Atemwegsobstruktion und des chronischen Hustens im Kindesalter. (Modifiziert nach *Eigen* 1982)

Säuglingsalter	Vorschulalter	Schulalter
1. Infektionen viral – RS- Adeno- Parainfluenza-Viren bakteriell – Pertussis	1. Infektionen viral – Parainfluenza- Adeno-Viren Mykoplasmen Sinubronchiales Syndrom	1. Allergie (Asthma br.)
		2. Infektionen Mykoplasmen Sinubronchiales Syndrom
2. Mißbildungen Tracheobronchomalazie Stenosen Tracheoösophageale Fistel kongenitales, lobäres Emphysem Gefäßmißbildungen Herzvitien (Links-rechts-Shunt)	2. Allergie (Asthma br.) 3. Fremdkörper 4. Mukoviszidose	3. Irritative Reize Rauchen psychogen
3. Mukoviszidose	5. Immotiles Zilien-Syndrom	4. Gastroösophagealer Reflux
4. Allergie	6. Gastroösophagealer Reflux	
5. Gastroösophagealer Reflux	7. Passives Rauchen	
6. Bronchopulmonale Dysplasie		
7. IgA-Mangel		
8. Passives Rauchen		

3.2.2 Genetische Aspekte

Zwillings- und Familienuntersuchungen stellen die klassischen Methoden der Humangenetik dar. Diese Methoden weisen auf eine familiäre Häufung hin, die offenbar genetisch zu interpretieren ist (*Propping* u. *Voigtländer* 1983).

So konnten schwedische Untersuchungen, die 7000 Zwillingspaare aus dem schwedischen Zwillingsregister einschlossen, für die 3 Formen atopischer Erkrankungen (Asthma, allergische Rhinitis, atopisches Ekzem) für eineiige Zwillinge (EZ) eine signifikant höhere Konkordanzrate als für zweieiige Zwillinge (ZZ) nachweisen. Das EZ-ZZ-Konkordanz-Verhältnis betrug für Asthma 19,0 zu 4,8%, für Heuschnupfen 21,4 zu 13,6%, für das atopische Ekzem 15,4 zu 4,5% (Tabelle 6, nach *Lubs* 1971). Auch die Untersuchungen der Familienangehörigen weisen auf die Existenz genetischer Einflüsse bei atopischen Erkrankungen hin (Tabelle 7). Es hat sich ferner zeigen lassen, daß es bei Verwandten 1. Grades zur homotypischen Ausprägung der allergischen Manifestation kommt (*Lubs* 1971), andererseits tritt ein großer Teil der allergischen Erkrankungen auch solitär auf, diese Rate liegt nach *Schnyder* bei 37% (*Schnyder* 1972). Für die Expressivität oder auch das Manifestationsalter konnte ein genetischer Zusammenhang bisher nicht sicher gefunden werden. In einer neueren Studie, in der die statistische Häufung des Asthma bronchiale bei Verwandten 1. Grades von Kindern mit atopischem und nichtatopischem Asthma bronchiale untersucht wurde, konnte nachgewiesen werden, daß beide Asthmaformen — das atopische jedoch in einem größeren Prozentsatz — gehäuft auftraten (*Sibbald* et al. 1980). Die Autoren schließen daraus, daß die verschiedenen Formen des Asthmas auf einen gemeinsamen genetischen Defekt zurückzuführen sind, dessen Manifesta-

Tabelle 6. Konkordanzfrequenz verschiedener atopischer Erkrankungen bei 6736 Zwillingspaaren (2434 monozygot, 4302 dizygot). (Nach *Lubs* 1971)

Atopische Erkrankung	Monozygot [%]	Dizygot [%]
Ekzem	15,4	4,5
Allergische Rhinitis	21,4	13,7
Asthma	19	4,8

Tabelle 7. Empirisches Wiederholungsrisiko (%) für verschiedene Atopieformen bei Verwandten 1. Grades nach der Atopieform bei dem Patienten. Zum Vergleich ist die Häufigkeit in der Bevölkerung angegeben (Zahlen entnommen aus *Propping* u. *Voigtländer* 1983; nach *Lubs* 1972)

Patient	% in der Bevölkerung	Verwandte 1. Grades		
		Asthma	Heuschnupfen	Neurodermitis
Asthma	3,8	9,2	25,2	4,3
Heuschnupfen	14,8	6,0	24,1	3,3
Neurodermitis	2,5	6,2	20,1	7,7

tion lediglich durch eine bestehende Atopie gesteigert wird. Neuere Untersuchungen und Hypothesen zur Immungenetik lassen vermuten, daß bei bestimmten Allergien Assoziationen zwischen der Ansprechbarkeit auf das Allergen und bestimmten HLA-Allelen bestehen (*Propping* u. *Voigtländer* 1983), der endgültige Nachweis steht jedoch noch aus.

Es ist versucht worden, die genetische Determinierung des IgE-Spiegels, der als „Maß" für die Atopie angesehen wird, mit einem Mendel-Erbgang zu erklären. Die insgesamt relativ niedrige Konkordanzrate für ein atopisches Asthma bei EZ und die nur unwesentlichen Unterschiede in der Häufung von atopischem und nichtatopischem Asthma bei Verwandten 1. Grades spricht jedoch für das Modell der multifaktoriellen Vererbung mit Schwellenwert, so wie es auch für die genetische Determinierung der „normalen" Körpermerkmale angenommen wird (*Propping* u. *Voigtländer* 1983).

Für die humangenetischen Beratungen reichen normalerweise die Wiederholungsziffern aus, die für verschiedene Erkrankungskonstellationen der Atopie bei einem atopischen Elternteil erstellt wurden (Tabelle 7). Bei 2 atopischen Elternteilen erhöht sich das empirische Wiederholungsrisiko entsprechend (*Leigh* u. *Marley* 1967). Im Regelfall kann festgestellt werden, daß allergische Erkrankungen keinen Grund zum Verzicht auf Kinder darstellen.

3.2.3 Einfluß des Stillens

Die Frage, ob die Ernährung mit Muttermilch die Entwicklung einer atopischen Erkrankung präventiv beeinflußt, wird nach wie vor kontrovers beurteilt (s. *Kuzemko* 1980). Die Muttermilch enthält sekretorisches IgA und eine Reihe von humoralen Abwehrstoffen, die u. a. auch eine Wirkung gegenüber RS-Viren haben (*Schmidt* 1979).

Es hat sich gezeigt, daß die IgA-Antikörper einen Schutzfilm auf der Oberfläche der Schleimhäute bilden, so die Adhärenz korpuskulärer Antigene an der Schleimhaut verhindern und dadurch die mechanische Elimination erleichtern. Zusätzlich kann offenbar durch eine Komplexbildung zwischen sekretorischem IgA und Antigen diesem das Eindringen in die Schleimhaut erschwert werden. Dieser als Immunexklusion bezeichnete Vorgang ist sowohl am Darm als auch am Atemwegstrakt nachgewiesen worden (s. *Wortmann* 1981). Wie groß die Bedeutung dieser Mechanismen für eine Hemmung der antigeninduzierten IgE-Bildung in der Mukosa ist, ist jedoch noch unklar, und auch die protektive Rolle des IgA und anderer Faktoren in der Muttermilch gegenüber den induktiven Mechanismen von Viren für das Asthma ist noch keineswegs geklärt und beruht eher auf Spekulationen. Die einzige prospektive Untersuchung, in der 54 Säuglinge länger als 6 Monate, 77 Säuglinge zwischen 2 und 6 Monaten mit Muttermilch und 105 Säuglinge mit Kuhmilch ernährt wurden, konnte während eines 1jährigen Beobachtungszeitraumes eine signifikant geringere Inzidenzrate für atopische Erkrankungen nachweisen. Bei einer Trennung in Kinder von atopischen und Kinder von nichtatopischen Müttern ließ sich eine Signifikanz jedoch nur für die Kinder atopischer Mütter zeigen, in dieser Gruppe bestand die Protektion auch noch nach 3 Jahren (*Saarinen* et al. 1979).

Als prophylaktische Maßnahme zur Verhinderung einer Allergie bei Kindern aus atopischen Familien wird daher von den Autoren auch empfohlen:

1. Verlängertes, alleiniges Stillen während der ersten 6 Monate.

2. Zufütterung fester Nahrungsmittel erst ab dem 6. Lebensmonat.

3. Die „klassischen" Nahrungsmittelallergene (Kuhmilch, Hühnereiweiß, Nüsse) sollten bis zum 2. Lebensjahr nicht gefüttert werden.

4. Inhalationsallergene (Hausstaub, Tierepithelien) sollten gemieden werden.

Von anderen Autoren (*Halpern* et al. 1973) wurde eine Beziehung zwischen Stillen und Entwicklung einer Atopie dagegen nicht beobachtet.

Für die Ausprägung einer reinen Kuhmilchallergie, die neben der gastrointestinalen Symptomatik auch ein Asthma bronchiale bedingen kann, spielt die Verabreichung von Kuhmilchpräparaten an Neugeborene eine große Rolle. Dabei ist das Alter der Kinder bei der Erstexposition von Bedeutung. Je jünger die Kinder bei der Exposition sind, desto eher entwickelt sich die Sensibilisierung (*Stintzing* u. *Zetterström* 1979). Dies gilt ganz besonders bei Kindern aus Atopikerfamilien, v. a. dann, wenn in der Familie bereits eine Kuhmilchintoleranz bekannt ist. Generell besteht somit bei Gabe von Kuhmilchpräparaten die erhöhte Gefahr einer allergischen Sensibilisierung, und man muß insbesondere bei Kindern aus Atopikerfamilien den Müttern zum Stillen raten.

3.2.4 Zusätzliche atopische Erkrankungen

60% der Kinder, die an einem endogenen Ekzem leiden, entwickeln später ein Asthma bronchiale, eine allergische Rhinitis oder eine andere atopische Erkrankung, während sich bei nur 5–10% der Kinder mit einer allergischen Rhinitis im Laufe des Lebens auch ein ganzjähriges Asthma ausprägt (*Kuzemko* 1980). Zwar hat sich in Familienuntersuchungen gezeigt, daß sich innerhalb der Erkrankungen des atopischen Formenkreises eine Neigung zu gleichen Manifestationsformen einstellt, die Größenordnung der Wiederholungsziffern für die verschiedenen Atopieformen (Asthma, Heuschnupfen, Neurodermitis) bei den Patienten und deren Verwandten 1. Grades zeigen jedoch auch eine gewisse Wechselwirkung zwischen den Atopiekonstellationen (Tabelle 7, S. 10).

Die Frage, inwieweit andere atopische Manifestationen den Beginn und den Verlauf des Asthmas bestimmen, ist dagegen schwer festzulegen. Bei einem gleichzeitig bestehenden Ekzem wird allgemein mit einem schwereren Verlauf des Asthmas gerechnet (s. Tabelle 3), wobei sich nach der klinischen Erfahrung jedoch beide Organmanifestationen einer Atopie wechselseitig beeinflussen: bei Exazerbation des Asthmas bessert sich das Ekzem und umgekehrt.

3.2.5 Soziale und familiäre Aspekte

Die Daten über soziale Einflüsse auf die Inzidenz und den Verlauf des kindlichen Asthmas sind widersprüchlich. Ebenso wie sich Hinweise darauf finden, daß sich das kindliche Asthma eher bei Kindern der Mittel- und der Oberschicht findet, gibt es Befunde, die dafür sprechen, daß die Inzidenzrate bei Kindern von Arbeitern größer ist (*Williams* u. *McNicol* 1969; *Peckham* u. *Butler* 1978; *Mitchell* u. *Dawson* 1973). Unbestritten ist, daß die „Compliance" und damit eine konsequente präventive Therapie der Kinder vom Alter, der Intelligenz und dem sozialen Status der Mütter bzw. der Eltern abhängt (*Anderson* et al. 1981). Eine schlechte „Compliance" kann eine gewisse Prävalenz, auch eine höhere Morbidität per se vortäuschen, und daher sind sicherlich die meisten Studien zur Problematik der Beeinflussung des Asthmas durch die sozioökonomische Umgebungsstruktur nicht aussagekräftig.

Die Persönlichkeitsstruktur asthmatischer Kinder unterscheidet sich nicht von der anderer Kinder mit chronischen Erkrankungen (*Neuhaus* 1958). Das gleiche gilt auch für die Eltern asthmatischer Kinder (*Dubo* et al. 1961). Die psychologischen Besonderheiten des Kindes, falls sich solche einstellen, und auch die Beeinflussung der Umgebung und der Familie sind als Folge der chronischen Erkrankung zu werten und sind daher auch bei anderen chronischen Krankheiten im Kindesalter zu finden (*Staudenmayer* 1981).

3.3 Verlauf und Mortalität

Die Untersuchungen zur Prognose des kindlichen Asthmas unterliegen großen methodischen Schwierigkeiten. Zu den Gründen für das Fehlen genereller Aussagemöglichkeiten gehören: die Einbeziehung selektiver und nicht repräsentativer Populationen, die Schwierigkeiten der Definition des Asthmas, die subjektive Einteilung in verschiedene Schweregrade, unterschiedliche Beobachtungszeiträume und Fragenkataloge sowie die retrospektive Anlegung der meisten Studien und die Nichtberücksichtigung therapeutischer Kriterien. Eine Zusammenstellung einer Reihe von Untersuchungen unterschiedlicher Autoren aus verschiedenen Ländern zeigt (Tabelle 8), daß bei einem hohen Prozentsatz (29–57%) im Laufe von 10–20 Jahren die Asthmasymptomatik verschwindet, während bei einem etwa gleichen Anteil (30–70%) die Symptomatik bestehen bleibt. Die bereits erwähnte nationale britische Studie (*Peckham* u. *Butler* 1978), in der 11914 Kinder in einer Longitudinalstudie über 11 Jahre verfolgt wurden, ergab, daß von den 3%, die ein Asthma bronchiale innerhalb der ersten 7 Lebensjahre entwickelt hatten, nach 11 Jahren nur 43% noch Asthmasymptome, 50% jedoch keine Symptomatik mehr hatten. Diese Zahlen entsprechen in etwa den in der Tabelle 8 zusammengestellten Zahlen der anderen Autoren. Bezüglich der Geschlechtsunterschiede, die eine Prävalenz von 2:1 zugunsten der männlichen Kinder aufweisen, scheint mit zunehmendem Alter eine Angleichung zu erfolgen, da offenbar in der Adoleszenz mehr Mädchen als Jungen ein Asthma entwickeln (*Martin* et al. 1980). Für die Prognose werden keine Unterschiede (*Blair* 1977) oder sogar eine bessere Prognose für Jungen (*Martin* et al. 1980; *Barr* u. *Logan* 1964) beschrieben.

Die Faktoren, die die Prognose bestimmen können, sind vielfältig und in ihrer Wertigkeit nur sehr schwer abzuschätzen. In der Tabelle 3 sind sie entsprechend einer Unterteilung in begünstigend, fraglich-begünstigend und nichtbegünstigend modifiziert nach *Kuzemko* (1980) zusammengestellt.

Tabelle 8. Langzeitprognose des Asthma bronchiale im Kindesalter

Literatur	Anzahl der Kinder	Beobachtungs- zeitraum (Jahre)	Kein Asthma mehr [%]	Noch Asthma (alle Schwe- regrade) [%]	Mortalität	Art der Studie
Rackeman u. *Edwards* (1952)	688	20	49,1	30,8	1,4	retro- spektiv
Barr u. *Logan* (1964)	336	17–27	51,5	47,5	1	retro- spektiv
Buffum u. *Settipane* (1966)	518	10	41	58	1	retro- spektiv
Blair (1977)	244	20	51	48	1	pro- spektiv
Peckham u. *Butler* (1978)	371	7–11	50	50[a]	?	retro- spektiv
Martin et al. (1980)	295	21	55	45	?	pro- spektiv

[a] Nach Angaben der Autoren hatten von 12 000 erfaßten Kindern 3% Asthma. Von diesen 3% hatten im 11. Lebensjahr noch 43% Asthmaanfälle und 7% obstruktive Bronchitiden

Über die *Wachstumsretardierung* bei Asthmatikern liegt ebenfalls eine Reihe von Untersuchungen vor. Eine Wirkung der intermittierenden Glukokortikoidtherapie (*Reimer* et al. 1975) wird ebenso verantwortlich gemacht wie ein Einfluß der Krankheit selbst. Eine Ateminsuffizienz mit konsekutiver Hypoxie, eine inadäquate Ernährung, rezidivierende Infekte, ein Langzeitstreß sowie eine Suppression des Wachstumshormons sind als Ursachen diskutiert worden (s. *Hauspie* et al. 1977). In einer kürzlich publizierten Studie (*Ferguson* et al. 1982) konnte gezeigt werden, daß sowohl die Größe der Kinder mit Asthma als auch der mit einer allergischen Rhinitis in einem größeren Anteil unter der 3. Perzentile lag (6%) als die einer normalen Kinderpopulation (2%). Da auch keine Korrelation zu der Schwere der Erkrankung bestand, vermuten die Autoren als Ursache eine verminderte periphere Ansprechbarkeit gegenüber Somatomedin und/oder eine verminderte Ansprechbarkeit adrenerger Rezeptoren (s. unter 4.5), die für die Ausschüttung von Wachstumshormon mitverantwortlich sind. Dies ist jedoch eher Spekulation und bedarf einer weiteren Abklärung. Gesichert erscheint jedoch nach allen Befunden, daß insbesondere bei Jungen mit Asthma bronchiale eine konstitutionelle Entwicklungsverzögerung mit einer verspätet einsetzenden Pubertät und einer um 1,3–3 Jahre verzögerten maximalen präpuberalen Wachstumsgeschwindigkeit besteht, ohne daß die Endgröße jedoch beeinflußt wird (Abb. 1; s. *Ferguson* et al. 1982, *Hauspie* et al. 1977).

Abb. 1. Mittlere Größe (A) und mittlere jährliche Größenzunahme (B) von asthmatischen Jungen im Vergleich zu mittleren Referenzwertkurven. Für die Wachstumskurve ist auch der 2σ-Bereich angegeben. (Aus *Hauspie* et al. 1977, unter Verwendung von Daten aus *Twieselmann F.*, 1969)

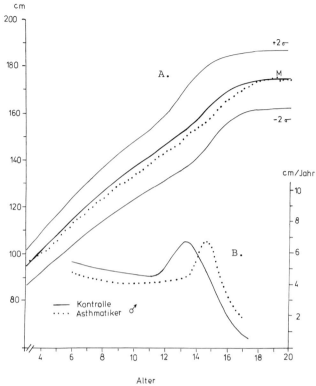

4 Pathogenese

Wenn auch eine befriedigende Definition des Asthma bronchiale bisher ebenso wie eine allgemein gültige und akzeptierte Einteilung fehlt, so hat die immunologische Forschung in den letzten 15 Jahren unsere Kenntnis über die Grundlagen dieser Erkrankung erheblich erweitert. Die Ergebnisse der biochemischen und immunologischen Grundlagenforschung der letzten Jahre tendieren eher dahin, das Asthma als Ausdruck einer gemeinsamen Endstrecke verschiedener Stimuli aufzufassen (*König* et al. 1983). Eine Hyperreagibilität des Bronchialsystems, eine veränderte Permeabilität der Bronchialschleimhaut, Virusinfekte sowie ein verändertes Gleichgewicht innerhalb des autonomen Nervensystems werden in einem Gesamtzusammenhang als Ursache oder als Folge einer Atopie und nicht als Ursache sui generis betrachtet.

4.1 Allergie-Atopie

4.1.1 Generelle Prinzipien

Injiziert man einem Labortier einen Krankheitserreger, für den es empfänglich ist, so beobachtet man das Auftreten von Krankheitssymptomen. Im Laufe der Auseinandersetzung des Immunsystems mit dem Keim entwickelt das Tier einen Schutz; bei einer erneuten Injektion ist die Krankheit abgeschwächt oder bleibt ganz aus. Bereits vor 100 Jahren machten Immunologen auch die Beobachtung, daß Tiere, die die erste Injektion symptomlos vertragen hatten, bei der zweiten und dritten Injektion eine gesteigerte Reaktivität zeigten (*Pirquét* 1906). Diese als Allergie bezeichnete Reaktion konnte in ihrem Wirkungsmuster durch Injektion von Histamin nachgeahmt werden, so daß dem Histamin eine Hauptmediatorfunktion bei der Allergie zugesprochen wurde (*Dale* 1913). Die immunologischen Reaktionen, die zu den allergischen Erkrankungsbildern führen, werden generell nach dem von *Coombs* u. *Gell* (1963) vorgeschlagenen Typenschema in 4 Typen eingeteilt: Typ I anaphylaktische, Typ II zytotoxische, Typ III komplexvermittelte und Typ IV zellvermittelte Reaktionen. Heute weiß man, daß diese immunologischen Typen über wechselseitige Beziehungen zwischen den Entzündungszellen auch fließend ineinander übergehen können. Als Kommunikationssysteme kommen im Serum gebildete wie auch direkt von den Zellen abgegebene Faktoren in Frage, zu den letzten gehören z. B. chemotaktische Faktoren, die durch ihren Informationsgehalt das Bild der allergischen Entzündung weitgehend bestimmen (*König* et al. 1980). Träger der physikochemischen und biologischen Eigenschaften allergischer Reaktionen ist der IgE-Antikörper, dessen Molekül aus 2 schweren und 2 leichten Ketten besteht (*Ishizaka* u.

Ishizaka 1978). Eine Sensibilisierung gegenüber einem bestimmten Allergen und schließlich die Auslösung und Unterhaltung setzt folgendes voraus:

1. die feste Kopplung des IgE-Antikörpers an den IgE-Rezeptor der Mastzelle,

2. die Vernetzung von 2 IgE-Molekülen durch das Antigen. Durch dieses „bridging" werden offenbar Rezeptormoleküle in unmittelbare Nähe gebracht, was die Aktivierung einer Reihe von membrangebundenen Enzymen, wie z.B. der Methyltransferase, zur Folge hat. Die Stimulation der Phospholipidmethylierung in der Membran führt zu einer Steigerung des Ca^{2+}-Einstroms in die Mastzelle, wodurch eine Histaminfreisetzung ausgelöst wird (*Ishizaka* 1980). Mit dem Ca^{2+}-Einstrom kommt es auch zu einer Aktivierung der Phospholipase A_2, die zur Freisetzung von Arachidonsäure führt, aus der die Leukotriene und Prostaglandine gebildet werden (*König* et al., Abb. 2 u. 3).

3. Da die Anzahl der im Lumen des Tracheobronchialbaumes vorhandenen Mastzellen sehr klein ist, würde eine Freisetzung der Mediatoren aus diesen Zellen kaum ausreichen, um eine Bronchokonstriktion über eine Stimulation von H_1-Rezeptoren auszulösen. Erst durch das Eindringen des Antigens in die Submukosa werden die hier zahlreich vorhandenen Mastzellen aktiviert und ein Bronchospasmus verursacht. Faktoren, die die Mukosa auflockern und damit dem Antigen das Eindringen in die Tiefe gestatten, führen zur Steigerung der allergischen Mediatorfreisetzung und damit zur Auslösung eines Asthmas (*König* et al. 1983). Ebenso wie das Histamin gehören der neutrophil-chemotaktische Faktor (NCF) und andere chemotaktische Peptide zu den präformierten Mediatoren der Entzündung bzw. Allergie, während der thrombozytenaggregierende

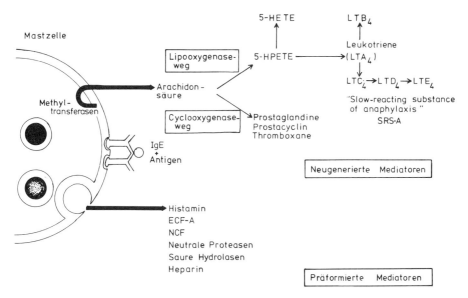

Abb. 2. Freisetzung neugenerierter Mediatoren aus der Mastzellmembran und präformierter Mediatoren aus den Mastzellgranula. *5-HPETE* 5 Hydroxyphosphatideicosatetraensäure, *5-HETE* 5-Hydroxyeicosatetraensäure, *LT* Leukotriene (B, C, D, E), *ECF-A* Eosinophil-chemotaktischer Faktor, *NCF* Neutrophil-chemotaktischer Faktor, *Ag* Antigen

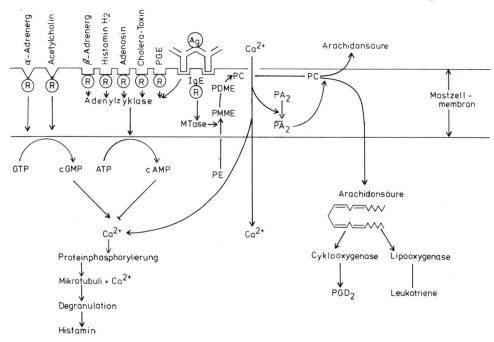

Abb. 3. Nach Interaktion des Antigens mit dem mastzellständigen IgE kommt es zur Aktivierung der Transmethylierungsenzyme, die zu einer Phospholipidmethylierung und der Bildung von Phosphatidylcholin führt. Konsekutiv kommt es zur Öffnung der transmembranalen Ca^{2+}-Kanäle. Der Einstrom von Ca^{2+} aktiviert die Phospholipase A 2, die Phosphatidylcholin oder Phosphatidylinositol spaltet, um Arachidonsäure freizusetzen. Die freigesetzte Arachidonsäure wird dann zu den neugenerierten Mediatoren im Cyklooxygenase- oder Lipooxygenaseweg metabolisiert (s. Abb. 2). Eine Erhöhung des *cAMP* beendet durch eine Hemmung der *PA₂* den Sekretionsvorgang *PE* Phosphatidyl-ethanolamin, *PMME* Phosphatidyl-N-monomethyl-ethanolamin, *PDME* Phosphatidyl-N-N-dimethyl-ethanolamin, *PC* Phosphatidylcholin, *PA₂* Phospholipase A₂, *cAMP* zyklisches AMP, *cGMP* zyklisches GMP, *Ag* Antigen, *R* Rezeptor, *M Tase* Methyltransferase

Faktor (PAF) sowie die Leukotriene C_4, D_4, E_4 (früher SRS-A = slow reacting substance of anaphylaxis) und die Prostaglandine zu den neugenerierten Mediatoren zählen (*König* et al. 1983; *Stenson* u. *Parker* 1980). Über diese Faktoren werden nicht nur die akuten Symptome der allergischen Reaktionen, sondern auch die subakuten wie chronischen Entzündungsprozesse beim Asthma eingeleitet und unterhalten.

Die Bestimmung des Gesamt-IgE's und der spezifischen IgE's im Serum von Asthmatikern hat, zusammen mit den anderen Allergietests, gezeigt, daß in dem weitaus größten Prozentsatz das kindliche Asthma bronchiale allergisch bedingt ist. Dabei ließ sich nachweisen, daß das IgE sowohl bei Normalpersonen als auch — um ein Vielfaches erhöht — bei Asthmatikern Maximalwerte zwischen dem 6. und 14. Lebensjahr erreicht. Bei Erwachsenen wird nach den allgemeinen Literaturdaten bei 50–70% der Asthmatiker eine allergische Sensibilisierung als Ursache des Asthma bronchiale angenommen, bei Kindern liegen die Prozentzahlen höher. So ließ sich zeigen, daß positive Hautreaktionen bei Kindern unter 10 Jahren in 52% der Fälle, negative jedoch nur in 18% der untersuchten Fälle

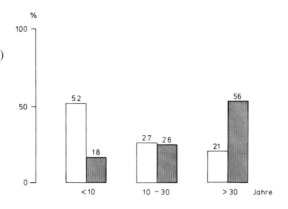

Abb. 4. Beziehung zwischen Alter bei Auftreten des Asthmas und positiven (□, n = 554) bzw. negativen (□, n = 102) Pricktests. (Nach *Pepys* u. *Davies* 1977)

nachzuweisen waren, während bei den Erwachsenen über 30 Jahre nur 21 % eine positive, dagegen 56% eine negative Hautreaktion hatten (Abb. 4 nach *Pepys* u. *Davies* 1977). Nach der umfangreichen Studie von *Rackeman* u. *Edwards* (1952), die einen Beobachtungszeitraum von 1925–1950 in den Vereinigten Staaten einschloß, war bei 82,1% von 450 untersuchten asthmatischen Kindern (43,3% Polyallergie, 25,8% Tierhaarallergie, 8,1% Nahrungsmittelallergie und 4,2% eine Graspollenallergie) eine Allergie anzunehmen, während 18% keinen Hinweis auf eine Allergie hatten. Die Inzidenzraten für eine Allergie liegen in der Bundesrepublik etwa gleich hoch, wenn sich auch, wie eigene Daten und Daten von *Debelic* (1983) zeigen, die spezifischen Sensibilisierungen anders verteilen. Nach eigenen Daten kommt einer Hausstaubmilben/Hausstauballergie (66/62%) und einer Pollenallergie (76%), bei einer Allergie-Gesamtinzidenz von 92% eine größere Bedeutung zu (Tabelle 9). Was die Ursache für eine Verschiebung vom allergischen zum nichtallergischen Asthma in der Pubertät bei einer gleichzeitigen deutlichen Tendenz zur Spontanheilung ist, ist unklar. Neuere

Tabelle 9. Verteilung positiver Reaktionen im Pricktest bei 209 ausgetesteten asthmatischen Kindern

	[%]
Gräser	76,6
Roggen	76,6
Hausstaub	66,3
Hausstaubmilbe	62
Bettfedern	54
Katzenepithelien	30,2
Pferdehaare	22`
Nüsse	23
Hühnerei	19
Kuhmilch	18,5
Hülsenfrüchte	17,6
Schimmelpilze	14,2

Untersuchungen von *Hill* et al. (1981), in denen die klinischen und immunologischen Veränderungen innerhalb eines Zeitraumes von 5 Jahren bei Pollen- und Hausstaubasthmatikern verfolgt wurden, wiesen nach, daß nur bei den Hausstaub-, nicht bei den Pollenallergikern eine klinische und immunologische Besserung eingetreten war. Die Autoren schließen daraus, daß offenbar ein langfristiger Allergenkontakt bei den Kindern eine klinische und immunologische Desensibilisierung begünstigt, während ein periodischer saisonaler Allergenkontakt nicht zu einer solchen Hyposensibilisierung ausreicht.

Die Fragen bleiben, welches die kausalen Unterschiede zwischen Patienten mit allergischer Rhinitis und allergischem Asthma sind, und wodurch eine Allergie überhaupt entsteht. Zur ersten Frage wird sicherlich zu bemerken sein, daß neben der Allergie offenbar noch zusätzliche Faktoren wie Virusinfekte und ein transitorischer IgA-Mangel, die über eine erhöhte Permeabilität der Bronchialschleimhaut und die dadurch bedingte Hyperreagibilität des Bronchialsystems eine Triggerfunktion übernehmen, bestehen müssen. Im Hinblick auf die zellulären Grundlagen der IgE-Antikörperbildung existieren bisher nur modellhafte Vorstellungen, die jedoch an Kontur gewinnen. Neben genetischen Determinanten („immune response gene"), die die IgE-Antikörperbildung überwachen (*Marsh* 1975), spielen Makrophagen und T-Zellen bei der IgE-Antwort wichtige Rollen. Die IgE-tragenden B-Zellen entwickeln sich direkt aus IgM-tragenden B-Zellen. Bei dieser Reifung treten als Zwischenstufen Lymphozyten mit Isotypen μ, δ, ε auf, bis schließlich die ε-tragende B-Zelle heranreift. Unter dem Einfluß von T-Zellen entstehen dann aus diesen IgE-sezernierende Plasmazellen.

Allergische Reaktionen vom Soforttyp treten nicht nur unmittelbar nach Antigenkontakt auf, sondern sie haben häufig auch eine Spätphase, die sich 2–20 h nach Allergenkontakt manifestiert, zuweilen sogar die alleinige allergische Manifestation darstellt. Dies gilt in erster Linie für Hausstaub/Hausstaubmilbenallergien, weniger für Pollenallergien, wie *Hill* et al. (1981) an asthmatischen Kindern nachweisen konnten, die inhalativ mit Graspollen- und Milbenextrakt provoziert wurden. Hierfür sind offenbar Wechselwirkungen zwischen den immunologischen Zellsystemen und Mediatoren verantwortlich. So locken die Mastzellmediatoren eosinophile und neutrophile Granulocyten an den Ort der Sofortreaktion, die ihrerseits wieder Mediatoren freisetzen. Andererseits können lösliche Antigen-Antikörper-Komplexe das Komplementsystem aktivieren, und T-Lymphozyten über eine Sensibilisierung durch Antigen die Produktion von Lymphokinen übernehmen (s. *König* et al. 1983).

Die geschilderten Daten zeigen, daß die verschiedenen Wechselwirkungen auf immunologischer und zellulärer Basis über gemeinsame Reaktionsketten das Asthmasyndrom auslösen können.

4.1.2 Nahrungsmittelallergie

Im Kindesalter scheinen Nahrungsmittelallergien als Ursache eines Asthma bronchiale eine größere Rolle zu spielen als beim Erwachsenen (*Burge* 1983). Als Mechanismus für eine Sensibilisierung werden eine veränderte Permeabilität des

Gastrointestinaltraktes, z. B. nach Gastroenteritiden, oder veränderte immuno-logische Bedingungen in der Mukosa des Darmes angenommen (Übersicht bei *McCarty* u. *Frick* 1983). So fanden sich bei einem Großteil der Kinder mit einer Kuhmilchallergie auch nach dem 6. Lebensjahr noch erhöhte Milchantikörperti-ter im Gegensatz zu einem normalerweise auftretenden Abfall in den ersten Lebensjahren. Es wird vermutet, daß eine veränderte Immuntoleranz hierfür verantwortlich ist. Darüber hinaus werden aber als weitere Faktoren auch eine verminderte lokale IgA-Produktion und lokale IgE-Mechanismen diskutiert (s. *McCarty* u. *Frick* 1983; *Fahrländer* 1983). Neben Typ-I-Reaktionen, die als Asthma, als Urticaria, Erbrechen oder Diarrhoen imponieren können, sind auch verzögerte Immunreaktionen beschrieben, die dieselben Symptome, darüber hinaus aber auch eine atopische Dermatitis, Muskelschmerzen und psychische Veränderungen verursachen können. Die Symptome deuten zusammen mit einem Komplementverbrauch darauf hin, daß die Patienten aufgrund einer Immunkomplexeinlagerung eine Vaskulitis entwickeln, wobei angenommen wird, daß eher der alternative als der klassische Weg der Komplementaktivierung eine Rolle spielt. Die Diagnostik (s. Abschn. 6) gestaltet sich außerordentlich schwierig und erfordert, da sie auf einer Eliminationsdiät mit anschließender Provokation beruht, große Anforderungen an Eltern und Kind.

Erdnuß-, Hühnereiweiß-, Kuhmilch- und Fischallergien stellen die häufig-sten Nahrungsmittelallergien im Kindesalter dar.

4.2 Infekte

Die klinische Erfahrung zeigt, daß sich ein allergisches Asthma bronchiale häufig erst nach Virusinfekten manifestiert. Bei Säuglingen und Kleinkindern initiieren in erster Linie RS-, Adeno- und Parainfluenzaviren ein Asthma, während bei älteren Kindern Rhinoviren eine gewisse Auslösefunktion zugesprochen wird (s. *Roldaan* u. *Masural* 1982). Die Frage, ob eine atopische Disposition eine gewisse Prävalenz für die Auslösung von Infekten darstellt oder ob durch den Infekt ein allergischer Mechanismus in Gang gesetzt wird, ist noch unklar (s. Abschn. 3.2.1). Folgende Hypothesen für den Zusammenhang zwischen Infekten und Atemwegsobstruktionen werden postuliert:

1. nur ein Teil der Säuglinge, die einen RS-Virusinfekt durchmachen, entwickelt eine Bronchiolitis oder eine obstruktive („wheezy") Bronchitis. Da bei den Verwandten 1. Grades dieser Kinder gehäuft positive Hinweise auf eine Atopie bestehen, wird angenommen, daß eine Atopie Infekten den Weg bahnt (*König* u. *Godfrey* 1973). Umgekehrt besteht die Möglichkeit, daß Infekte über eine Schädigung der Bronchialschleimhaut zu einer gesteigerten Resorption von Allergenen führen und über eine Sensibilisierung der Mastzellen in der Submu-cosa Allergien den Weg bahnen (*Frick* 1983).

2. Virusinfekte bedingen ein hyperreagibles Bronchialsystem. Das zeigen Untersuchungen, bei denen sich eine gesteigerte Reagibilität des Bronchialsy-stems gegenüber Histamin nach Infekten nachweisen ließ (*Empey* et al. 1976). Normalerweise wird der subepitheliale Raum der Bronchien durch die nahtlos aneinandergrenzenden Epithelzellen abgegrenzt. Wenn die festen Bindungen

zwischen zwei Epithelzellen (sog. „tight junctions") jedoch durch proteolytische Fermente, wie sie zum Beispiel bei einem Bronchialinfekt in großer Menge aus den Leukozyten freigesetzt werden, dehiszent werden, dann liegen die sensiblen Nervenendigungen frei und können nun von Reizen jeder Art erreicht werden. Darüber hinaus scheinen die „irritant"-Rezeptoren auch selbst in ihrer Empfindlichkeit durch Infekte verändert zu werden. Andererseits bleibt die bronchiale Hyperreagibilität auch nach Ganglienblockade mit Hexamethonium bestehen (*Nadel* 1982), so daß andere Faktoren eine Rolle spielen müssen. Die engen Wechselbeziehungen zwischen Allergie und Entzündung (s. Abschn. 4.1) belegen, daß auch die Allergie letzten Endes nichts anderes als eine Entzündung darstellt. So werden durch chemotaktische Faktoren polymorphkernige Leukozyten (PMNs), aber auch eosinophile Leukozyten an den Ort der Entzündung gebracht. Durch Freisetzung von Enzymen werden die Gefäßpermeabilität erhöht und retrograd Mastzellen aktiviert. Andererseits setzen die PMNs selbst, in stärkerem Maße als bisher angenommen, neugenerierte Faktoren wie die Leukotriene frei, die ihrerseits wiederum eine Bronchokonstriktion verursachen (*König* et al. 1983).

3. Es wird vermutet, daß viralen Toxinen als potentiellen Antigenen eine Rolle bei der IgE-Antikörperbildung zukommt. Ferner läßt sich zumindest in vitro die allergenbedingte Histaminfreisetzung aus basophilen Granulozyten durch Erregertoxine steigern (*Fischer* u. *Schmutzler* 1982).

4. In Tierversuchen ließ sich zeigen, daß bakterielle und virale Endotoxine zu einer Verschiebung innerhalb des autonomen Kontrollsystems für das Bronchialsystem führen: Eine Verminderung β-adrenerger Wirkeffekte ging mit einer gesteigerten α- und cholinergen Wirkkomponente einher (s. *Reed* u. *Townley* 1983).

Die Zusammenhänge zwischen Infekten, bronchialer Hyperreagibilität und Allergie sind noch keineswegs aufgeklärt. Jeder Kinderarzt sollte aber dafür sensibilisiert sein, daß ein Asthma bronchiale aus einem Infekt entstehen kann, und daß umgekehrt Asthmatiker besonders disponiert für Infekte sind (*Roldaan* u. *Masural* 1982). So wird z.B. bei kindlichen Asthmatikern ein gehäuftes Vorkommen von rezidivierendem Pseudokrupp („Spasmodic" Krupp) in der Anamnese beobachtet, und gleichzeitig weist der Krupp gewisse gemeinsame Merkmale mit dem Asthma bronchiale des Kindesalters auf (*Zach* et al. 1981). Ferner lassen sich auch bei Kindern mit chronischen Sinusitiden, einer chronischen Otitis media und rezidivierenden Pneumonien gehäuft Allergien nachweisen (*Ojala* et al. 1982), so daß bei diesen Erkrankungen – wenn sie chronisch sind – immer auch nach einer Allergie gefahndet werden sollte.

4.3 Hyperreagibles Bronchialsystem

Es ist bekannt, daß sich mit zunehmendem Schweregrad des Asthma bronchiale eine Hyperreagibilität des Bronchialsystems einstellt. Unbehandelt entwickeln nahezu alle asthmatischen Kinder eine solche Hyperreagibilität. Diese besteht in einer gesteigerten Ansprechbarkeit gegenüber einer Reihe von exogenen und endogenen Stimuli, die sich generell in 5 Kategorien einteilen lassen (*McFadden* 1982):

1. Pharmakologisch wirksame Substanzen wie Histamin und Metacholin.
2. Physikochemisch wirksame Agentien, wie Ozon und hypertone Salzlösungen.
3. Temperatureinflüsse, wie sie bei Kälteexposition und Witterungsumschwüngen wirksam werden.
4. Körperliche Anstrengung und
5. Infektionen (Tabelle 10).

Tabelle 10. Stimuli, die eine Bronchokonstriktion bei zugrundeliegendem hyperreagiblen Bronchialsystem provozieren können. (Modifiziert nach *McFadden* 1982)

Allergische Mediatoren	Temperatur
– Histamin	– Kaltluft
– Leukotriene	– Hyperventilation
– Prostaglandin $F_{2\alpha}$	– (Anstrengung)
Pharmakologische Substanzen	Infekte
– Metacholin	– RS-Viren
– Histamin	– Parainfluenza-, Influenzaviren u.a.
– β-Blocker	– Haemophilus influenzae
– Acetylsalicylsäure	
	Physikochemische Faktoren
Körperliche Anstrengung	– Ozon
	– Schwefel- und Stickstoffdioxid
	– Destilliertes Wasser
	– Hypertonische Lösungen
	– Tabakrauch

Da die Hyperreagibilität bei allen Asthmaformen vorkommt, wird sie als Sekundärphänomen angesehen. Die Frage, ob die Hyperreagibilität der verschiedenen auslösenden Faktoren auf einen gemeinsamen Mechanismus zurückzuführen ist, ist im Augenblick noch unklar. Die Rolle der Infekte bei der Sensibilisierung von „irritant"-Rezeptoren und der Freisetzung von Entzündungsmediatoren ist bereits dargestellt worden (Abschn. 4.2). *Empey* et al. (1976) konnten zeigen, daß diese Hyperreagibilität unspezifisch ist. So war bei asthmatischen Patienten nur während eines grippalen Infektes ein signifikanter Anstieg des Atemwegswiderstandes durch Histamininhalation zu erreichen. jedoch 6 Wochen nach dem Infekt nicht mehr (Abb. 5). Da β-Sympathomimetika protektiv wirken, wird vermutet, daß die Hyperreagibilität bei Infekten nicht Ausdruck einer vermehrten Schleimproduktion oder eines Schleimhautödems ist, sondern auf einem muskulären Bronchospasmus beruht (*Empey* et al. 1976). Hierfür spricht auch, daß ein hyperreagibles Bronchialsystem bei Atopikern auch ohne medikamentöse Therapie unter einer alleinigen strikten Expositionsprophylaxe zurückgeht. Daß das atopisch-allergische Asthma nicht nur durch die Allergie, sondern auch durch ein hyperreagibles Bronchialsystem aufrechterhalten wird, zeigen Befunde von *Cockcroft* et al. (1979). Die bronchiale Reagibilität

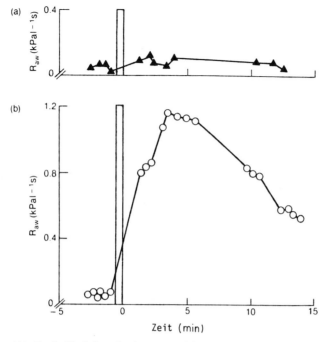

Abb. 5 a, b. Verhalten des Atemwegswiderstandes unter Histaminprovokation bei einem Probanden (**a**) ohne und (**b**) mit Infekt der oberen Atemwege. (Nach *Empey* et al. 1976)

gegenüber dem spezifischen Allergen korrelierte nur mäßig mit dem spezifischen IgE und mit der unspezifischen bronchialen Reagibilität auf Histamin. Eine Beziehung zwischen IgE und unspezifischer Reagibilität gegenüber der Allergenwirkung auf das Bronchialsystem ergab bei Anwendung einer multiplen linearen Regression jedoch eine signifikant bessere Korrelation. Die Befunde lassen vermuten, daß dem hyperreagiblen Bronchialsystem bei der Unterhaltung eines allergischen Asthmas eine wesentliche Teilfunktion zukommt.

Einige Untersuchungen deuten darauf hin, daß insbesondere die verzögerten Immunreaktionen eine Rolle bei der Entstehung des hyperreagiblen Bronchialsystems spielen. Werden Patienten, die eine Sofortreaktion und Spätreaktion des Bronchialsystems nach Allergeninhalation zeigen, einem unspezifischen Histaminprovokationstest unterzogen, so reicht nach der Spätreaktion, nicht jedoch nach der Sofortreaktion, bereits eine geringere Histaminkonzentration aus, um einen 20%igen Abfall des FEV_1 (1-s-Kapazität) zu erzielen (*Cockcroft* et al. 1979; *Bleeker* et al. 1982). Diese Daten schließen jedoch nicht die Rolle der allergischen Sofortreaktion bei der Auslösung eines hyperreagiblen Bronchialsystems aus: wahrscheinlich bedarf es lediglich einer gewissen Zeit, bis durch dauerhafte Allergenexposition eine Hyperreagibilität über die Typ-I-Mechanismen entsteht.

Daneben werden andere Faktoren diskutiert: so ließ sich z. B. zeigen, daß die nach Allergenprovokation auftretende Bronchokonstriktion bei Asthmatikern mit einem Abfall der Zahl adrenerger β-Rezeptoren an den Lymphocyten

verbunden war (*Meurs* et al. 1982). Da auch Infekte zu einer Verminderung
β-adrenerger Rezeptoren führen können (Abschn. 4.2), scheint der von *Szentivanyi* (1968) postulierten „β-adrenergen Theorie" zumindest beim hyperreagiblen
Bronchialsystem eine gewisse Bedeutung zuzukommen. Neuere Untersuchungen wiesen nach, daß Ca^{2+}-Antagonisten einen protektiven Effekt gegenüber
dem hyperreagiblen Bronchialsystem haben (*McFadden* 1982), so daß eine
Störung im Ca^{2+}-Stoffwechsel ebenfalls als ursächlich für das hyperreagible
Bronchialsystem angesehen wird (*Triggle* 1981).

Insgesamt deuten alle Befunde darauf hin, daß die bronchiale Hyperreagibilität einen multifaktoriellen Ursprung hat und daß neben Mediatoren der Entzündung und der Allergie auch Reflexmechanismen und Dysregulationen auf
Rezeptorebene an ihrer Auslösung beteiligt sind (*Ulmer* et al. 1982). Die
Häufigkeit ist in Abhängigkeit von der Schwere und Dauer der Erkrankung bei
Kindern ebenso groß wie bei Erwachsenen. Der Nachweis ist für die Diagnostik,
aber auch für die therapeutische Einstellung von großer Bedeutung. Er kann
durch eine Reihe unspezifischer Tests wie Laufen, Metacholin- oder Histamininhalationen erfolgen (*Shapiro* et al. 1982; *Murray* et al. 1981).

4.4 Das Anstrengungsasthma

Auch im symptomfreien Intervall entwickeln viele asthmatische Kinder nach
einer adäquaten körperlichen Belastung eine Bronchokonstriktion. Nach *Godfrey* (1975) sind dies etwa 90% aller asthmatischen Kinder. Diese Zahl steigt noch
an, wenn die Nonresponder einer erneuten Belastung unterzogen werden. Die
Zahlen liegen jedoch sicherlich zu hoch, da die Dauer und v. a. die Schwere der
Erkrankung einen Einfluß haben. Im symptomfreien Intervall entwickelten bei
uns von 150 Asthmatikern, die nicht unter einer medikamentösen Therapie
standen, nur 55 (36%) einen signifikanten Anstieg des bronchialen Strömungswiderstandes, während von den 75 Patienten, die zum Untersuchungszeitpunkt
oder kurz vorher noch eine gewisse Beschwerdesymptomatik angaben, 73 nach
einem Belastungslauf eine Bronchokonstriktion aufwiesen. Dies entspricht in
etwa Daten von *Hofmann* et al. (1982), der bei 30% der Kinder im klinisch
symptomfreien Intervall eine asthmatische Reaktion nach körperlicher Belastung durch freies Laufen nachweisen konnte.

Laufen zu ebener Erde bei einer Dauer von 6–7 min stellt den stärksten
Stimulus für die Auslösung des Anstrengungsasthmas (exercise induced asthma)
dar. Der Anstieg des bronchialen Strömungswiderstandes beginnt normalerweise 2 min nach Beginn des Laufes und erreicht sein Maximum etwa 1–2 min
nach dem Lauf. Seine Dauer beträgt normalerweise 10–15 min, kann zuweilen
jedoch einen richtigen, länger andauernden Asthmaanfall auslösen. Bei Kindern
verläuft das Anstrengungsasthma meist kurz und heftig, bei Erwachsenen
protrahierter. Andere Sportarten wie Schwimmen, Fahrradfahren und Rudern
stellen nur einen geringen Stimulus dar (*Godfrey* 1977). Vielen Kindern und auch
deren Eltern ist häufig das Vorliegen eines Anstrengungsasthmas nicht bewußt.
So hatten 44% der von uns befragten Mütter von Kindern mit Anstrengungsasthma nicht bemerkt, daß ihr Kind nach körperlicher Belastung eine Asthma-

symptomatik entwickelt hatte (*Reinhardt* u. *Stemmann* 1980 b). Da bei längerfristiger Belastung die Bronchokonstriktion wieder verschwindet — die Kinder „überlaufen" ihr Asthma — (*Godfrey* 1977), mag den Müttern auch aus diesem Grunde die Asthmasymptomatik entgehen. Die Kinder selbst wollen sich darüber hinaus auch nicht außerhalb der Gemeinschaft stellen. Vielfach beobachtet man, daß asthmatische Jungen beim Fußballspielen im Tor stehen und so kaum als Asthmatiker auffallen. Die Frage, die sich stellt, ist, ob das Anstrengungsasthma einen eigenen Krankheitswert hat oder ob es lediglich Ausdruck für ein hyperreagibles Bronchialsystem ist. Die körperliche Belastung wird allgemein als ein Test zum Nachweis eines hyperreagiblen Bronchialsystems angesehen. Kalte und trockene Luft verstärkt die bronchiale Reagibilität auf körperliche Anstrengung, so daß in einem Wasser- und Wärmeentzug der Bronchialmukosa einer der auslösenden Mechanismen für das Anstrengungsasthma gesehen wird (*McFadden* et al. 1980; *McFadden* 1981; *Anderson* et al. 1982). Aus diesem Grund wird auch Schwimmen von asthmatischen Kindern wesentlich besser toleriert als jede Laufsportart.

Gegenüber anderen Mechanismen und Stimuli, auf die das hyperreagible Bronchialsystem reagiert, zeichnet sich das Belastungsasthma durch einige Besonderheiten aus. Ein Vergleich zwischen Histaminprovokation und Laufbelastung bei asthmatischen Kindern (*Mellis* et al. 1978; *Neijens* et al. 1981) ergab eine gute Übereinstimmung zwischen beiden Tests. Bei Kindern, die bereits vor der Belastung pathologische Lungenfunktionsparameter aufwiesen, ließ sich jedoch häufiger durch Anstrengung als durch Histaminbelastung ein Asthma auslösen (*Mellis* et al. 1978). Darüber hinaus ist zuweilen, wenn auch selten, körperliche Belastung der einzige Stimulus, der ein Asthma auslösen kann.

Ferner weist das vegetative Nervensystem eine Veränderung auf, die bei anderen Asthmaformen nicht beobachtet wird. So ließ sich bei Kindern mit Anstrengungsasthma zeigen, daß die laufbedingte Bronchokonstriktion mit einem exzessiven Anstieg des Serumnoradrenalins einherging. Dieser Anstieg war 3mal höher als der, den Asthmatiker ohne Anstrengungsasthma nach einem 7-min-Lauf aufwiesen (Abb. 6). Das Serumhistamin dagegen blieb bei beiden Gruppen unbeeinflußt. Im Gegensatz dazu war die durch Allergenprovokation zu erzeugende Bronchokonstriktion mit einem Histamin-, nicht jedoch mit einem Noradrenalinanstieg verbunden (*Reinhardt* et al. 1980c, 1982b). Unter dem medikamentösen Einfluß eines β-Blockers kommt es bei gesunden Probanden unter einer körperlichen Belastung ebenfalls zu einem signifikant höheren Plasmanoradrenalinanstieg, offenbar um kompensatorisch die β-Rezeptorblockade zu überwinden (*Grobecker* et al. 1977). Diese Befunde legen somit die Vermutung nahe, daß der übermäßig starke Noradrenalinanstieg bei Kindern mit Anstrengungsasthma ebenfalls als Kompensationsmechanismus auf eine β-Rezeptorblockade zustande kommt (*Reinhardt* et al. 1982b). Da der α-adrenerge Blocker Phentolamin asthmatische Kinder vor dem Anstrengungsasthma schützt, könnte die Reaktionskette lauten: β-Rezeptorblockade $\rightarrow$ kompensatorische Mehrausschüttung von Noradrenalin $\rightarrow$ Stimulation bronchialständiger α-Rezeptoren $\rightarrow$ Bronchokonstriktion.

Trotz allem, was nunmehr an Literatur über das Anstrengungsasthma vorliegt, ist auch hier die Pathogenese im Grunde ungeklärt. So gibt es

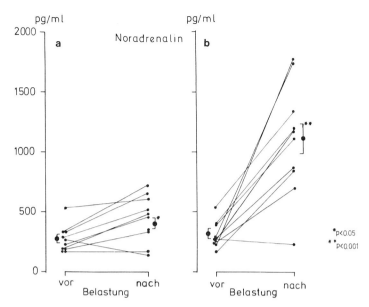

Abb. 6 a, b. Plasmanoradrenalingehalt vor und nach einem 7-min-Lauf bei asthmatischen Kindern ohne (**a**, n = 10) und mit (**b**, n = 10) Anstrengungsasthma

Untersuchungen, in denen Asthmatiker mit einem Anstrengungsasthma im Gegensatz zu Asthmatikern ohne Anstrengungsasthma sowie gesunden Kontrollpersonen nicht nur eine erhöhte Ausschüttung von Histamin, sondern auch von neutrophil-chemotaktischem Faktor zeigten (*Lee* et al. 1984). Auch beim Anstrengungsasthma kann man zwischen einer bronchokonstriktorischen Sofortphase, die ihr Maximum wenige Minuten nach dem Lauf aufweist und einer verzögerten Phase, die 3 bis 9 Stunden nach der körperlichen Belastung auftritt, unterscheiden. Im Gegensatz zu den allergisch ausgelösten Sofort- und Spätreaktionen ist die späte Bronchokonstriktion in ihrer Ausprägung und Dauer jedoch geringer (*Lee* et al. 1984, *Biermann* 1984).

Unabhängig davon steht fest, daß das Anstrengungsasthma in den weitaus meisten Fällen nur dann auszulösen ist, wenn ein hyperreagibles Bronchialsystem vorliegt und auch andere unspezifische Reize in der Lage sind, eine Bronchokonstriktion zu verursachen. Nur in den seltensten Fällen stellt das Anstrengungsasthma die alleinige Manifestationsform des Asthmas dar. Eine Abkühlung des Bronchialbaumes, vago-vagale Reflexe, eine pathologische Noradrenalinausschüttung und eine verminderte Zahl oder Affinität β-adrenerger Rezeptoren im Bronchialsystem von Patienten mit Anstrengungsasthma sind Faktoren, die als Ursache diskutiert, aber noch keineswegs gesichert sind.

4.5 Die „adrenerge Theorie" des Asthma bronchiale

1968 postulierten erstmals *Szentivanyi* et al., daß dem Asthma bronchiale eine
genetisch determinierte Blockade β-adrenerger Rezeptoren und damit ein
Überwiegen einer α-adrenergen Sympathikusaktivität zugrundeliegt. Diese seit-
dem als „β-adrenerge Theorie" postulierte Hypothese (Übersicht bei *Szentivanyi*
1980) beruhte zunächst auf einer Reihe von klinischen Beobachtungen. So
können β-Rezeptorenblocker ein Asthma bronchiale auslösen (*Reed* 1968),
wobei jedoch erstaunlich ist, daß dieser Effekt offenbar bei Anwendung selektiver β₂-Blocker wie Atenolol und Metroprolol geringer ausgeprägt zu sein scheint
(s. *Burge* 1983). Ferner besteht bei Asthmatikern häufig eine verminderte
Ansprechbarkeit verschiedener pharmakologischer Systeme gegenüber β-Sympathomimetika (*Kirkpatrick* u. *Keller* 1967; *Reed* 1974). Der akute Asthmaanfall
ist geradezu charakterisiert durch ein Nichtansprechen auf β-Sympathomimetika.

Eigene Untersuchungen gaben ebenfalls Anlaß, die „β-adrenerge Theorie"
als einen der Mechanismen für das Asthma bronchiale anzusehen. Bei Kindern
mit nächtlichem Asthma ließ sich zeigen, daß die tageszeitlichen Schwankungen
des Peak Flows (max. Exspirationsgeschwindigkeit) mit nächtlichen Tiefwerten
begleitet wird von einer verminderten Ausscheidung des zyklischen Adenosin-
$3',5'$-monophosphats (cAMP) (*Reinhardt* et al. 1980 d). Das cAMP gilt seit den
Untersuchungen von *Sutherland* et al. (1968) als die eigentliche intrazelluläre
Überträgersubstanz der β-adrenergen Wirkungen. Dabei stellt man sich vor, daß
die Stimulation β-adrenerger Rezeptoren über einen bestimmten Wechsel von
Komponenten der Zellmembran (Regulationsprotein) zu einer Aktivierung der
Adenylzyklase führt, die über einen Anstieg der katalytischen Aktivität die
Umsetzung von ATP in cAMP einleitet (*Sutherland* et al. 1968). Das cAMP
initiiert die Bindung freien intrazellulären Ca^{2+} und bedingt dadurch wahrschein-
lich eine Relaxation der glatten Bronchialmuskulatur.

Eine Reihe von Befunden spricht dafür, daß Guaninnukleotide wie z. B. das
Guanosintriphosphat (GTP) bei der Aktivierung der Adenylzyklase eine erhebliche Rolle spielen. So können unter In-vitro-Bedingungen GTP-Analoge wie z. B.
5-Guanylimidodiphosphat [Gpp(NH)p] ebenfalls die Adenylzyklase aktivieren,
ein Mechanismus, der offenbar bei der Herunterregulation andrenerger β-
Rezeptoren („down regulation") unter dem Einfluß von β-Sympathomimetika
eine Rolle spielt (s. u.).

Eine Bestätigung schien die β-adrenerge Theorie dann durch In-vitro-
Untersuchungen zu erhalten, in denen nachgewiesen werden konnte, daß die
cAMP-Akkumulation an Lymphozyten asthmatischer Patienten nach β-Rezep-
tor-Stimulation deutlich gegenüber der von Kontrollkollektiven reduziert war
(*Makino* et al. 1977). Da die peripheren Lymphozyten den gleichen β₂-Rezeptor-
typ wie das Lungen- und Bronchialgewebe enthalten (*Conolly* u. *Greenacre*
1977), bot sich dieses In-vitro-Modell für die weitere Untersuchung des β-
adrenergen Konzepts an, insbesondere nachdem durch die Einführung sog.
Radioliganden unter In-vitro-Bedingungen Zahl und Affinität verschiedener
Rezeptoren untersucht werden konnten (*Lefkowitz* 1979). Die Methode dieser
sog. Bindungsstudien beruht darauf, daß radioaktiv markierte Antagonisten in

An- und Abwesenheit von hohen Konzentrationen eines unmarkierten kompetitiven Antagonisten den isolierten Organgeweben zugesetzt werden. Die Bindung in Abwesenheit des unmarkierten Antagonisten ergibt die Gesamtbindung, die in Anwesenheit des unmarkierten Antagonisten die unspezifische Bindung des Liganden. Die spezifische Bindung, die die eigentliche Bindung an den zu untersuchenden Rezeptor repräsentiert, wird durch Subtraktion der unspezifischen von der Gesamtbindung erhalten. Affinität und Rezeptorzahl lassen sich dann aus dem sog. Scatchard-Plot bestimmen, indem der Anteil des gebundenen Liganden in Beziehung gesetzt wird zum Verhältnis von gebundenem und freiem Ligandenanteil. Unter Verwendung dieser Methode ließ sich in einer Reihe von Studien an Lymphozyten eine reduzierte β-Rezeptorzahl bei asthmatischen Patienten nachweisen (*Kariman* u. *Lefkowitz* 1977; *Williams* et al. 1976). Nach neueren Untersuchungen besteht sogar eine Beziehung zwischen dem Grad der Bronchokonstriktion und der Zahl der lymphozytären β-Rezeptoren (*Brooks* et al. 1979). Diese Befunde sind jedoch nicht unwidersprochen geblieben, und bei ihrer Interpretation muß eine Reihe von physiologischen und pharmakologi-

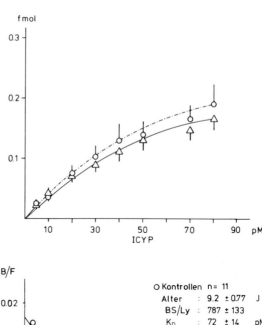

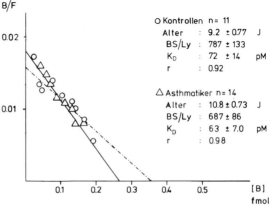

Abb. 7. Bindungskurven und Scatchard-Plots für [125] Iodo-Cyano-Pindolol an Lymphozyten asthmatischer (△) und nichtasthmatischer (○) Kinder. (*Reinhardt* et al. 1984)

schen Gegebenheiten berücksichtigt werden. Neue Ergebnisse, die in eigenen
Untersuchungen erstmals auch an Kindern bestätigt werden konnten (*Reinhardt*
u. *Becker* 1983 a; *Reinhardt* et al. 1984), lassen vermuten, daß eine verminderte β-Rezeptorendichte nicht Krankheitsursache sui generis, sondern Folge
der Krankheit und/oder einer β-sympathomimetischen Therapie ist. Hierfür
sprechen folgende Faktoren: in Übereinstimmung mit Bindungsstudien an
Lymphozyten von erwachsenen Asthmatikern (*Meurs* et al. 1982) bestand nach
eigenen Daten auch bei asthmatischen Kindern unterschiedlicher Altersgruppen
im symptomfreien Intervall kein Unterschied der Rezeptorendichte an Lymphozyten im Vergleich zu denen einer nichtasthmatischen Kontrollgruppe (Abb. 7).
Wie auch schon in der Literatur beschrieben (*Galant* et al. 1980), nimmt die
Rezeptorendichte nach bzw. unter einer β-sympathomimetischen Therapie ab.
Es wird vermutet, daß die β-Sympathomimetika ein Regulationsprotein am β-
Rezeptor aktivieren. Dieses koppelt den Rezeptor mit der Adenylcyclase, die
dann konsekutiv das ATP in das cyclische AMP, den intrazellulären Vermittler
(„second messenger") des β-sympathomimetischen Signals, umwandelt. Neben
der Stimulation des Rezeptors kann unter der Therapie jedoch auch eine
Entkopplung von Substanz-Rezeptor-Komplex, Regulationsprotein und Adenylcyclase erfolgen. Der Substanz-Rezeptor-Komplex wird als eine Einheit
internalisiert und im Zytoplasma einer Endozytose unterworfen (s. Abb. 12, S.
57 nach *Cooke* 1984). Nach theoretischen Vorstellungen ist ein Recycling
internalisierter Rezeptoren durchaus möglich, da der als „down regulation"
bekannte Vorgang der Internalisierung rasch reversibel ist (*Reinhardt* et al.
1983 b). Durch diese Autoregulation adrenerger β-Rezeptoren kann ein
β-adrenerger Defekt vorgetäuscht werden. Ein determinierter Rezeptordefekt
als generelles Phänomen bei Asthmatikern erscheint somit fraglich.

 Meurs et al. (1982) fanden darüber hinaus nach inhalativer Provokation mit
Allergenextrakten eine signifikante Reduktion der β-Rezeptorenzahl. Diese
Befunde könnten erklären, warum eine Korrelation zwischen Krankheitssym-
ptomatik und Rezeptorendichte besteht (*Brooks* et al. 1979) und warum häufig
im Asthmaanfall eine verminderte Ansprechbarkeit auf β-Sympathomimetika
besteht.

 Eigene Untersuchungen an Säuglingen und älteren Kindern konnten bele-
gen, daß die β-Rezeptoren einer altersabhängigen Reifung unterliegen. Bei
Säuglingen und Kleinkindern entsprach die Rezeptorendichte etwa 30% der von
Erwachsenen; zwischen Kindern mit einer Atemwegsobstruktion und altersgleichen Kontrollkindern bestand dabei kein Unterschied (*Reinhardt* et al., 1984).
Da bekannt ist, daß die Atemwegsobstruktion bei Säuglingen meist keine
Beeinflussung durch β-Sympathomimetika zeigt (*Milner* 1980), könnte in der
niedrigen Zahl adrenerger β-Rezeptoren eine der Ursachen für die Resistenz
gegenüber β-Sympathomimetika liegen. Hierfür spricht auch, daß bei einem
großen Teil der Säuglinge mit obstruktiver Bronchitis das Parasympatholytikum
Ipratropiumbromid zu einer Verminderung des erhöhten Atemwegswiderstandes führt (*Hodges* et al. 1981 b). B- und T-Lymphozyten besitzen die gleiche Zahl
adrenerger β-Rezeptoren (*Bishopric* et al. 1980), so daß Unterschiede in der
Zellpopulation die altersabhängigen Differenzen in der Rezeptorendichte nicht
erklären können.

Nachdem im Gegensatz zu früheren Ansichten das menschliche Bronchialsystem auch adrenerge α-Rezeptoren enthält, deren Stimulation eine Bronchokonstriktion verursacht (s. *Reinhardt* et al. 1980c), lag die Vermutung nahe, in einem Überwiegen einer α-adrenergen Effizienz eine Teilursache des Asthma bronchiale zu suchen. Befunde, die eine gesteigerte Kontraktionsfähigkeit peripherer Hautgefäße nach α-Rezeptorstimulation bei asthmatischen Patienten sahen (*Henderson* et al. 1979), schienen diese Ansicht zu erhärten. Da sich jedoch die Zahl und die Affinität adrenerger α-Rezeptoren an isolierten Blutzellen asthmatischer Kinder im symptomfreien Intervall nicht unterschied von der nichtasthmatischer Kinder, scheint einer vermehrten α-Rezeptordichte beim Asthma keine generelle Bedeutung zuzukommen (*Reinhardt* et al., 1984).

Ob eine Veränderung in Zahl und/oder Affinität adrenerger Rezeptoren unter bestimmten Bedingungen eine Rolle zukommt, müssen weitere Untersuchungen zeigen. So ist die Hypothese, daß der übermäßig starken Noradrenalinfreisetzung beim Anstrengungsasthma möglicherweise eine „Blockade" der adrenergen β-Rezeptoren zugrundeliegt, noch nicht abgeklärt. Einige der von uns untersuchten asthmatischen Kinder zeigten auch im symptomfreien Invervall ein Anstrengungsasthma im Sinne eines hyperreagiblen Bronchialsystems, und trotzdem war die Zahl der lymphozytären β-Rezeptoren nicht vermindert. Dieser Befund scheint die Hypothese der kompensatorischen Noradrenalinfreisetzung beim Anstrengungsasthma zu widerlegen. Möglicherweise führt jedoch das Noradrenalin wie die therapeutisch eingesetzten β-Sympathomimetika zu einer „Herunter"-Regulation und somit zu einer Verminderung der β-Rezeptorendichte, die dann konsekutiv die Bronchokonstriktion einleitet. Die „adrenerge Theorie" des Asthma bronchiale ist somit, obwohl sie eine Reihe von Erscheinungen beim Asthma bronchiale erklären könnte, in vielerlei Hinsicht noch widersprüchlich und auch teilweise durch experimentelle Daten nicht belegt.

4.6 Psychische Faktoren

Die Rolle psychischer Faktoren für die Auslösung und Unterhaltung des Asthma bronchiale ist seit den 30er Jahren Gegenstand kontroverser Diskussionen. Der Streit zwischen Psychologen und Allergologen um den Stellenwert der Psyche innerhalb des Asthmakomplexes wird von *Mattson* (1975) treffend mit dem Spruch des alten Chinesen umschrieben, der sagt, „While the old Mandarin was trying to make up his mind how to describe a dogwood flower, the dogwood season was over".

Wenn noch die klassische psychoanalytische Theorie (*French* u. *Alexander* 1941) die Angst des Asthmatikers vor einer Trennung von der Mutter als Hauptursache des Asthmas ansah und den Asthmaanfall als unterdrückten Schrei nach der verlorenen Mutter definierte, so wird heute doch von weitgehend allen akzeptiert, daß das kindliche Asthma ein multikausales Geschehen darstellt, in dem genetische Faktoren, Allergene, Infekte und psychologische Faktoren alleine oder häufiger noch in Kombination eine pathogenetische Rolle spielen. Dabei scheint es so zu sein, daß alle genannten Stimuli eine gemeinsame

Reaktionskette anstoßen, die dann auf dem Boden eines hyperreagiblen Bronchialsystems die Asthmasymptomatik auslöst (*Mattson* 1975).

Andererseits beeinflußt die Krankheit das Kind in seinem Verhalten selbst. Angst, emotionaler Streß, die leidvolle Erfahrung, „anders" und somit begrenzt zu sein in den Möglichkeiten, ein normales Leben zu führen, bedingen eine gewisse soziale Isolation mit all ihren psychischen Folgen (*Staudenmayer* 1981, 1982). Selbstvertrauen und Selbstwertgefühl können ebenso abnehmen wie die Fähigkeit, sich mit Schwierigkeiten auseinanderzusetzen.

Dazu kommen u. U. häufige Krankenhausaufenthalte und dadurch bedingt die Entfernung aus dem vertrauten Milieu. Schulprobleme durch häufiges Fehlen bedingen wiederum einen Kontaktverlust zu gleichaltrigen Kindern und verstärken die Sonderstellung des asthmatischen Kindes.

Eine medikamentöse Therapie, die selbst Nebenwirkungen verursachen kann und deren zwangvolle Notwendigkeit von Kindern oft nicht eingesehen wird, sind weitere Streßfaktoren, die auch wiederum auf die Bezugspersonen zurückwirken (*Mattson* 1975; *King* 1980; *Staudenmayer* 1981). Die Annahme der Krankheit durch das Kind hängt weitgehend auch von der Krankheitseinsicht der Familie ab. Die Erfordernis, das Kind ständig beobachten zu müssen, die Therapie zu beaufsichtigen, die häufigen schlaflosen Nächte und Fahrten in das Krankenhaus schaffen gleichzeitig eine Streßsituation für die Eltern. Das Bemühen, dem kranken Kind möglichst ein weitgehend normales Leben geben zu wollen, ohne gleichzeitig die Geschwister zu vernachlässigen, überfordert viele Eltern (s. *Mattson* 1975). Eine Überprotektion des asthmatischen Kindes ist oftmals die Folge (40–50% der Eltern asthmatischer Kinder nach *Rees* 1963). Dies verstärkt wiederum eine Atmosphäre der Isolation für das Kind, das körperlich inaktiver ist und eine geringere Ausdauer als altersgleiche Kinder entwickelt (*Kim* et al. 1980). Oftmals kommt es dann während der Pubertät zu einer Steigerung emotionaler Ausbrüche gegen die Eltern und die Umgebung. Exazerbationen der Krankheit sind die Folge (*Mattson* 1975). Eine Noncompliance gegenüber der medikamentösen Therapie verstärkt diesen Circulus vitiosus. In einem weitaus geringeren Prozentsatz (5–30% nach *Rees* 1963; *Pinkerton* 1971) reagieren Eltern auf ihre asthmatischen Kinder mit einer Aggression und einer „Underprotection". Hier können asthmatische Beschwerden und Anfälle als Mittel gegen die Eltern und um auf sich aufmerksam zu machen, angewendet werden.

Die Entfernung von den Eltern, in der angelsächsischen Literatur auch als „Parentektomie" bezeichnet, wird von manchen als probates Mittel zur Behandlung des Asthmas eingesetzt (s. *Cohen* 1977). Dabei muß jedoch berücksichtigt werden, daß sich mit der Entfernung des Kindes aus dem häuslichen Milieu oft auch die Allergenexposition ändert, so daß sich die Frage ergibt, ob der positive Effekt der Entfernung durch eine Allergenkarenz oder durch die Unterbrechung eventueller pathologischer Interaktions- und Reaktionsmuster in der Familie zu erklären ist. Bei Kindern, bei denen eine psychische Konfliktdisposition bestand, ließ sich jedoch auch — im Gegensatz zu einem asthmatischen Kollektiv, bei dem in erster Linie andere Faktoren eine Rolle spielten — eine Besserung erzielen, wenn die Kinder im häuslichen Milieu blieben und die Eltern vorübergehend in ein Hotel zogen (*Cohen* 1977). Auch wenn diese Untersuchungen einen gewissen

Einfluß der Umgebung auf die Krankheit aufzeigen, so scheint dieser Einfluß eher sekundär zu sein und durch eine Parentektomie noch verstärkt zu werden: bei den Eltern wird ein Schuldbewußtsein geweckt, bei dem Patienten selbst wird das negative Selbstwertgefühl und mit der Entfernung aus der Familie auch seine Isolation verstärkt. In diesem dysfunktionalen Familienleben ist häufig nicht mehr zu beurteilen, was Ursache und was Wirkung ist (*Rosefeldt* 1982).

Eine Langzeitstudie aus den Vereinigten Staaten, die nunmehr bereits 10 Jahre alt ist, konnte nachweisen, daß in einem nichtselektierten Krankengut asthmatischer Kinder keine eindeutige Beziehung zwischen dem Verlauf der Krankheit und den familiären Einflüssen bestand (*McLean* u. *Ching* 1973). Dies unterstützt die favorisierte Ansicht, daß es keine spezifische Familien- oder Persönlichkeitsstruktur gibt, die zur Entwicklung eines Asthma bronchiale prädisponiert. Die bei asthmatischen Kindern zu beobachtenden psychischen Veränderungen sind auch bei Kindern, die unter anderen chronischen Erkrankungen leiden, zu finden und werden daher heute allgemein als sekundäre Folge der Krankheit angesehen (*Neuhaus* 1958; *Mattson* 1975; *Sterzel* 1977; *Steinhausen* et al. 1983). Ein gewisses einheitliches Reaktionsmuster in Familien mit chronisch kranken Kindern (Asthma bronchiale, Diabetes, Anorexia nervosa), zeigt bei Anwendung auf Familien mit Asthmatikern folgende Charakteristika (*Minuchin* 1977):

1. Eine Überbehütung, die nicht nur das kranke Kind, sondern auch die anderen Familienmitglieder betrifft.

2. Vermeidung von Konflikten. Die Eltern haben Angst, durch die Austragung von Konflikten einen Asthmaanfall auszulösen, während das Kind seine Symptome wiederum gezielt als Mittel zur Konfliktverhütung einsetzen kann. Es kommt zur Umleitung von Konflikten und zu versteckten Aggressionen.

3. Die Folge sind Verstrickungen zwischen den einzelnen Familienmitgliedern, es gibt keine Grenzen zwischen den einzelnen Familienmitgliedern und Generationen und das kranke Kind wird in die Beziehung der Eltern einbezogen.

4. Durch die Konfliktverdrängung stellt sich die Familie auch nach außen als völlig intakt dar und leugnet jegliche Problematik, es entsteht eine gewisse Rigidität.

Die Asthmaanfälle, die im Rahmen psychischer Exazerbationen ausgelöst werden, können somit bewußt oder unbewußt eingesetzt werden, in den weitaus meisten Fällen aber dürften sie wie andere Stimuli, die körperliche Anstrengung und Infekte einschließen, ein hyperreagibles Bronchialsystem voraussetzen. Möglicherweise besteht ein gemeinsamer Nenner mit dem Anstrengungsasthma derart, daß sowohl über physischen als auch psychischen Streß durch eine übermäßige Katecholaminfreisetzung eine spezifische Reaktionskette in Gang gesetzt wird, die dann zur Bronchokonstriktion führt. Sowohl das Anstrengungsasthma als auch das psychisch ausgelöste Asthma lassen sich durch Training dekonditionieren (*King* 1980). Dies entspricht der Tendenz, daß Asthma als ein multifaktorielles Geschehen auf dem Boden ein und desselben „Grunddefektes" anzusehen ist.

4.7 Andere Auslösefaktoren

Zahlreichen weiteren Faktoren ist eine „Trigger"-Funktion für das Asthma zugesprochen worden (s. Tabelle 5). Für das Kindesalter haben nur wenige Bedeutung. So wird die Rolle eines gastroösophagealen Refluxes für die Auslösung einer Asthmasymptomatik immer noch kontrovers beurteilt. Obwohl in einigen Fällen eine Antirefluxplastik mit einer objektiven und subjektiven Besserung der Asthmasymptome einherging (*Berquist* et al. 1981; *Kjellen* et al. 1981), scheint dem gastroösophagealen Reflux nur in Einzelfällen eine Bedeutung zuzukommen. Hierfür spricht auch, daß viele Patienten mit einem signifikanten Reflux asymptomatisch bleiben. In einer neueren Studie wurde bei Kindern, die unter nächtlichen Asthmaanfällen litten, nachgewiesen, daß kein Zusammenhang zwischen den nächtlichen Atemwegsobstruktionen und der Anzahl sowie der Dauer der Refluxepisoden bestand (*Hughes* et al. 1983), so daß anderen Mechanismen als einer Zunahme der Refluxhäufigkeit im Liegen beim nächtlichen Asthma vorrangig Bedeutung beigemessen wird. Allergische Sofort- und verzögerte Immunreaktionen dürften in erster Linie die Vermittler der nächtlichen Anfälle sein. Rauchen der Eltern und anderer Familienmitglieder ist sicherlich als ein zusätzlicher Stimulus bei bestehendem hyperreagiblem Bronchialsystem anzusehen (*Gortmaker* et al. 1982). Die Wirkung des Zigarettenrauchs dürfte in einer Erhöhung der Mukosapermeabilität und einer Steigerung der Entzündungsreaktionen begründet liegen (*Hogg* 1981).

Das arzneimittelbedingte Asthma, von dem das Aspirin-Asthma am bekanntesten ist, hat bei erwachsenen Asthmatikern eine größere Bedeutung als bei Kindern. Nach Provokationsmedikation entwickelten 13% der Kinder und 19% der Erwachsenen mit Asthma bronchiale eine spirometrisch registrierbare Bronchokonstriktion. Die nach anamnestischen Daten erhobenen Inzidenzraten liegen mit 4% im Erwachsenenalter und 1% im Kindesalter wesentlich niedriger (*Vendanthan* et al. 1977; *Spector* et al. 1979; *Szczeklik* u. *Gryglewski* 1983). β-Blocker finden im Kindesalter nur wenig Verwendung. Die Auslösung von Asthmaanfällen durch diese Substanzgruppe hat mit zur Formulierung der „β-adrenergen Theorie" des Asthma bronchiale durch *Szentivanyi* (1968) beigetragen. Es bleibt jedoch zu bedenken, daß nur bei wenigen Asthmatikern β-Blocker eine Bronchokonstriktion auslösen können und daß diese unter dem Einfluß von β_2-Blockern sogar geringer ausgeprägt ist (*Burge* 1983).

Bei Mädchen und Frauen verschlimmert sich in einigen Fällen die Asthmasymptomatik während oder vor der Periode. Auch unter Antikonzeptiva bleibt dieser Einfluß bestehen (*Hanley* 1981). Diese Patientinnen zeigen häufig Exazerbationen im Laufe der Schwangerschaft, während bei anderen Frauen die Schwangerschaft einen günstigen Einfluß auf die Entwicklung des Asthmas hat (*Burge* 1983).

Unter Zugrundelegung all dieser Faktoren können die pathogenetischen Mechanismen des Asthmas in erster Linie in einem überempfindlichen Bronchialsystem, das auf spezifische (Antigen-IgE-Interaktion) und unspezifische Reize (Infekte, Anstrengung, Psyche) mit einer Bronchokonstriktion reagiert, gesehen werden. Als Ursache der Hyperreagibilität werden eine Verschiebung der adrenergen Rezeptoren von den β- zu den α-Rezeptoren, vago-vagale Reflexe sowie eine veränderte Permeabilität der Bronchialmukosa vermutet.

5 Klinische Erscheinungsformen

5.1 Asthma im symptomfreien Intervall, intermittierendes und chronisches Asthma

Klinisch wird das Asthma bronchiale des Kindesalters bestimmt durch das Wechselspiel zwischen Exazerbation und Remission von Atemwegsobstruktionen. Die Charakterisierung des Asthmas als eine episodische Atemwegsobstruktion läßt jedoch unberücksichtigt, daß die Rückkehr zum „Normalen" zwischen den Asthmaanfällen eher die Ausnahme als die Regel darstellt. Meist persistieren im symptomfreien Intervall eine leichte Obstruktion, eine Überblähung der Lungen und eine Veränderung des Atemgasaustausches (*Cade* u. *Pain* 1973). Ausdruck dieser permanenten Veränderungen ist das hyperreagible Bronchialsystem, das auch im symptomfreien Intervall auf unspezifische Reize wie Histamin- und Metacholininhalationen, körperliche Anstrengung, Kälte usw. mit einer Bronchokonstriktion reagieren kann (s. Abschn. 4.3).

Biochemisch/immunologisch verursachen im Prinzip 3 Phasen das Bild der akuten oder persistierenden Obstruktion:

1. Die Sofortphase wird innerhalb von 5–10 min nach Exposition des spezifischen oder unspezifischen Reizes ausgelöst, hält meist kurzfristig an und spricht gut auf Bronchodilatatoren an.

2. Eine verzögerte Phase der Bronchokonstriktion tritt 6–8 h nach Allergenexposition ein und verläuft protrahierter. Sie wird wahrscheinlich durch Reaktivierungsmechanismen der Mastzelle ausgelöst (*König* et al. 1983).

3. Die subakute, chronische Entzündungsphase geht einher mit einer Infiltration der Bronchi, deren Wände von Plasmazellen, Lymphozyten, Histiozyten und Mastzellen durchsetzt sind. Eosinophile und mononukleäre Zellen werden durch die Mediatoren der Mastzelle, wie Leukotrien B_4 und ECF-A (eosinophiler chemotaktischer Faktor) angelockt und bilden ihrerseits neugenerierte Faktoren (s. Abschn. 4.1).

So laufen akute bis chronische Entzündungsvorgänge beim Asthma nebeneinander ab, und es erscheint nicht verwunderlich, daß die verschiedenen Erscheinungsformen ineinander übergehen können (Abb. 8).

Im Kindesalter verursachen diese Faktoren entweder akute, intermittierende Anfälle oder ein chronisches Asthma, das eine ganzjährige wechselnde Symptomatik bietet und meist durch das überempfindliche Bronchialsystem gekennzeichnet bleibt.

Das Bild der chronisch obstruktiven Bronchitis, das im Säuglings- und Kleinkindalter vorkommt und sich auf dem Boden anderer Ursachen auch im Erwachsenenalter findet, unterscheidet sich vom chronischen Asthma und bedarf einer besonderen Diagnostik (Tabelle 5).

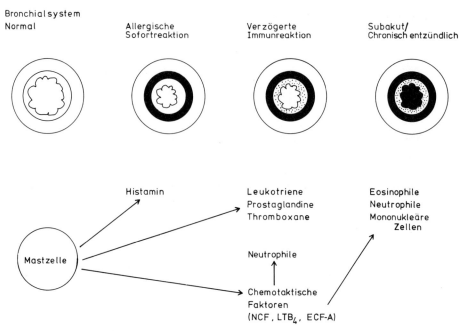

Bronchialsystem
Normal · Allergische Sofortreaktion · Verzögerte Immunreaktion · Subakut/ Chronisch entzündlich

Mastzelle → Histamin
Mastzelle → Leukotriene / Prostaglandine / Thromboxane
Mastzelle → Chemotaktische Faktoren (NCF, LTB$_4$, ECF-A) → Neutrophile
→ Eosinophile / Neutrophile / Mononukleäre Zellen

Abb. 8. Rolle der präformierten und der neugenerierten Mastzellmediatoren bei verschiedenen Allergie- und Entzündungsvorgängen, die an der Atemwegsobstruktion beteiligt sind

5.2 Status asthmaticus

Die Festlegung des klinischen Schweregrades des Asthma bronchiale basiert auf der Zahl der Anfälle pro Jahr (Tabelle 2). Sie berücksichtigt dabei weder Dauer noch Schwere der Anfälle und auch nicht die Tatsache, daß asthmatische Kinder meist ein hyperreagibles Bronchialsystem haben, das jederzeit auf verschiedene exogene und endogene Reize mit einer Bronchokonstriktion reagieren kann.

Jeder Asthmaanfall kann unter bestimmten Bedingungen wiederum in einen Status asthmaticus übergehen. Zur Abgrenzung des Status asthmaticus vom Asthmaanfall werden Dauer, Schwere der exspiratorischen Dyspnoe und eine Nichtansprechbarkeit gegenüber β-sympathomimetischen Wirkprinzipien herangezogen. Ein Asthmaanfall, der länger als 1–2 Tage dauert, mit einem Anstieg des arteriellen pCO_2 über 60 mmHg einhergeht und nicht durch die Verabreichung von β-Sympathomimetika rückgängig zu machen ist, ist dabei als Status asthmaticus zu bezeichnen (*Fireman* 1983; *Zack* 1981). Seine Ursachen liegen in einer Kausalkette verschiedener Faktoren begründet, die schließlich in einen Circulus vitiosus münden. Ein durch eine Bronchoobstruktion bedingter Anstieg des Atemwegswiderstandes und ein Abfall der dynamischen Compliance verursacht zunächst eine Hypoxie und Hypoxämie. Hierdurch wird eine Hyperventilation verursacht, die zunächst zu einem vermehrten Abrauchen von CO_2, dann, wenn der Circulus vitiosus nicht unterbrochen wird, zu einer Hypercapnie führt. Durch vermehrte Atemarbeit entsteht zusätzlich eine metabolische Azidose, die einen Spasmus der glatten Muskulatur, der kleinen Bronchien und der Pulmonalgefäße bedingt, wodurch die Hypoxämie wiederum gesteigert wird (*Hofmann* 1983). Ein Status asthmaticus kann grundsätzlich in jedem Lebensalter, auch in einem Alter unter 2 Jahren, auftreten. Säuglinge und Kleinkinder weisen jedoch in bezug auf die Manifestation, die Pathophysiologie und auch die Therapie eine Reihe von Besonderheiten auf. So entwickeln Erwachsene und ältere Kinder einen Status asthmaticus im Rahmen von Infekten häufig über mehrere Tage, bei Säuglingen und Kleinkindern kommt es dagegen oft innerhalb weniger Stunden zu einer akuten exspiratorischen Dyspnoe, die auf bronchodilatatorische Wirkprinzipien nur selten anspricht (*Fireman* 1983).

Besonders gefährdet erscheinen Kinder, die eine Bronchiolitisanamnese haben. Die schnelle Entwicklung einer exspiratorischen Dyspnoe liegt darin begründet, daß bei Kindern in den ersten Lebensjahren die glatte Bronchialmuskulatur noch gering entwickelt (*Matsuba* u. *Thurlbeck* 1972) und die Zahl der adrenergen β-Rezeptoren wesentlich geringer als bei Erwachsenen ist (*Reinhardt* et al. 1984). Darüber hinaus ist auch die Dichte der mukösen Drüsen in der Bronchialwand größer, und die Bronchiallumina sind enger (*Field* 1962). Diese Faktoren bestimmen häufig die Entwicklung eines Status asthmaticus aus einem scheinbar leichten Infekt der oberen Atemwege. Eine schneller einsetzende Dehydratation begünstigt ferner das Entstehen einer metabolisch-azidotischen Stoffwechsellage, die in den Circulus vitiosus einmündet.

In der Anamnese kann man das Abfragen auf wenige Daten beschränken: Dauer und Progredienz des Anfalls, Art und Dosis der bereits verabreichten Medikamente, die evtl. auslösenden Faktoren (Infekte, Allergie) sowie Dauer und therapeutische Ansprechbarkeit früherer Attacken. Bei älteren Kindern und Erwachsenen, bei denen sich ein Status asthmaticus bei Infekten häufiger protrahiert entwickelt, kommt es zu akuten Exazerbationen innerhalb von Minuten bis Stunden in erster Linie nach Allergenexposition, wobei Pollen- und Tierepithelien bzw. -haare als Hauptauslöser eine Rolle spielen (*Siegel* u. *Twarog* 1982). Anstrengung, besonders in der Kälte, verursacht ebenfalls häufig Asthmaanfälle, die jedoch in den weitaus meisten Fällen reversibel sind und nicht in einen Status übergehen.

Nach amerikanischen Publikationen kommt es bei etwa 10–20% der Kinder, die unter einem ganzjährigen Asthma leiden, nach Gabe von Acetylsalicylsäure (Aspirin) zu akuten Exazerbationen mit Entwicklung einer exspiratorischen Dyspnoe (*Weber* et al. 1979b). Diese Zahlen sind nach unseren klinischen Erfahrungen wesentlich zu hoch, und das aspirininduzierte Asthma scheint in erster Linie bei nichtatopischen Frauen mittleren Alters vorzukommen (s. *Siegel* et al. 1983), generell sollte aber die Verabreichung acetylsalicylsäurehaltiger Präparate an asthmatische Kinder vorsichtig gehandhabt werden (s. Abschn. 4.7).

Bei der Untersuchung muß das Augenmerk in erster Linie auf den Bewußtseinszustand des Kindes und die Überprüfung vitaler Funktionen von Herz und Lunge gerichtet sein. Ferner muß nach Infektionszeichen gesucht werden. Ein Pulsus paradoxus mit einem Abfall des systolischen Blutdrucks im Inspirium um mehr als 20 mm Hg ist ein Zeichen für eine Verminderung des kardialen Füllungsdrucks, der bedingt wird durch eine starke Zunahme des intrathorakalen

Druckes. Zwischen dem Schweregrad der Obstruktion und dem Ausmaß des systolischen Blutdrucks im Inspirium besteht eine direkte Beziehung (*McFadden* et al. 1973; *Gelb* et al. 1979). Die Auskultation dient eher der Beurteilung der Belüftung als der von Geräuschen. Zahlreiche Geräusche, die als Giemen, Brummen oder bei einer gleichzeitig bestehenden Pneumonie auch in Form von feuchten Rasselgeräuschen imponieren können, lassen eher vermuten, daß die Lunge noch ausreichend belüftet ist. Distanzgeräusche oder abgeschwächte Atemgeräusche dagegen signalisieren eine verminderte Belüftung und damit ein drohendes Atemnotsyndrom.

Routinelaboruntersuchungen sind selten hilfreich in der Diagnostik und Überwachung. Theophyllin und Glukokortikoide, die als Mittel der Wahl initial gegeben werden, und auch die streßbedingte Ausschüttung endogener Katecholamine und Glukokortikoide verursachen eine Leukozytose und eine Linksverschiebung (*Zack* 1981; *Siegel* u. *Twarog* 1982). Herzfernaufnahmen werden häufig angefertigt, sind in der Regel jedoch überflüssig, es sei denn, es ergäben sich Hinweise für eine Pneumonie, einen Pneumothorax oder eine länger anhaltende Therapieresistenz. Außer einer allgemeinen Überblähung und einer vermehrten peribronchialen Zeichnung ergeben sich zuweilen — besonders im Säuglings- und Kleinkindalter — Hinweise für Atelektasen. Am wichtigsten für die Abschätzung des Schweregrades eines Asthmaanfalles und eines Status asthmaticus ist die Blutgasanalyse. Ein pCO_2 von mehr als 65 mm Hg oder ein schnell ansteigender pCO_2 bei einem Patienten, der therapeutisch optimal mit Bronchodilatatoren und Glukokortikoiden versorgt ist, stellt eine absolute Indikation für die Beatmung dar. Wir haben in den letzten 3 Jahren nur 2 Patientinnen von 115, die im Asthmaanfall eingeliefert wurden, beatmen müssen. Bei einer 5jährigen war die Symptomatik von den Eltern in ihrer Schwere nicht richtig eingeschätzt worden, und bei einer 3jährigen war die Erkrankung wegen einer Beteiligung der kleinen Atemwege („small airway disease") refraktär gegenüber den gängigen therapeutischen Prinzipien. In einer Studie, in der 19 von 356 Kindern (= 5,3%) wegen eines Status beatmet werden mußten, wird als Hauptursache für die Entwicklung einer Ateminsuffizienz eine unzureichende Einschätzung durch den Hausarzt und die Eltern und damit eine inadäquate Initialtherapie angegeben. Als weitere Ursachen folgen ein Nichtansprechen auf die Therapie bei Bedürftigkeit hoher Theophyllindosen, virale Infekte und ein Dosieraerosol-Abusus (*Simons* et al. 1977). Für die Beatmung werden volumenkonstant arbeitende Geräte wegen des hohen Atemwegswiderstandes bevorzugt. Initial müssen die inspiratorischen Spitzendrücke zwischen 40 und 70 cm H_2O liegen, um dann je nach klinischem Verlauf und Blutgasanalysen reduziert zu werden.

Ein Risikofaktor für die Entwicklung eines Status asthmaticus stellt offenbar auch eine konstante Überblähung der Lungen dar. So fand *Hofmann* (1983) bei 4 von 7 Kindern, die im Asthmaanfall ad exitum kamen, innerhalb ihres letzten Lebensjahres eine konstante Erhöhung des intrathorakalen Gasvolumens als Ausdruck der Überblähung.

Jeder Status asthmaticus stellt eine vitale Bedrohung für das Kind dar. Die richtige Einschätzung des Schweregrades und das Bewußtsein einer drohenden Exazerbation des Asthmaanfalls bei Versagen einer bronchodilatatorischen

Therapie, sind, neben einer konsequenten Überwachung der präventiven Therapie und der Kenntnis über das therapeutisch Mögliche im Asthmaanfall, die wichtigsten Voraussetzungen, um das Entstehen einer Ateminsuffizienz zu vermeiden.

6 Diagnostik

Die Schwierigkeiten in der Diagnostik beginnen mit der Terminologie und der häufigen Fehleinschätzung bestimmter Symptome. Zuweilen wird auch das Wort Asthma von Ärzten und Eltern aus falscher Angst vor der Krankheit vermieden. Aus den genannten Gründen wird es verständlich, wenn das Asthma bronchiale wahrscheinlich „unterdiagnostiziert" wird. Nach Daten aus einer englischen Studie waren von 34 Kindern, bei denen in der Klinik ein Asthma bronchiale diagnostiziert wurde, nur 6 unter der Diagnose Asthma in die Klinik eingeliefert worden, und nur in 2 Fällen wußten auch die Eltern die Diagnose. Eine obstruktive Bronchitis war in 11, ein Atemwegsinfekt in 12 und eine kardiale Ursache in 3 Fällen Grund der Einweisung. Dennoch hatte über die Hälfte dieser 34 Kinder in den letzten 12 Monaten über 6 Wochen in der Schule gefehlt und die meisten waren, wenn sie zur Schule gehen konnten, wegen einer belastungsabhängigen Atemnot vom Schulsport befreit worden (*Speight* 1978). Auch wenn diese Zahlen in anderen Regionen etwas anders aussehen mögen, so werden häufig doch Asthmasymptome verkannt, und es kommt nicht selten vor, daß Kinder vorgestellt werden, die über Monate und Jahre intermittierend immer wieder mit Antibiotika und Sekretolytika behandelt wurden, ohne daß an die Möglichkeit des Vorliegens eines Asthmas gedacht wurde.

Im Säuglingsalter sind sicherlich in erster Linie Infekte, aber auch Gefäßmißbildungen, Tracheobronchomalazien oder eine Mukoviszidose Ursache von chronischen oder rezidivierenden Atemwegsobstruktionen. Im Kleinkind-, dann aber v.a. im Schulalter verschiebt sich der Ursachenkatalog, und eine Allergie wird zur Hauptursache von Atemwegsobstruktionen (Tabelle 5). Ein klassischer Asthmaanfall stellt sicherlich keine hohen diagnostischen Anforderungen, im Kindesalter ist aber oftmals ein monate- oder jahrelang anhaltender chronischer Husten die einzige Manifestationsform des Asthmas und oft Ausdruck eines hyperreagiblen Bronchialsystems (*Cloutier* u. *Loughlin* 1981; *König* 1981). Erst wenn es zu einem Anfall kommt, wird die richtige Diagnose gestellt. Der Charakter des Hustens und sein tageszeitliches Auftreten ermöglichen nur schwer die Abgrenzung gegenüber einem Infekt der oberen Luftwege und/oder einer obstruktiven Bronchitis. Zusammen mit anderen Kriterien lassen sich jedoch schon oft differentialdiagnostische Charakteristika ableiten (Tabelle 5). Das Lebensalter, Husten in den Nachtstunden, „Pfeifen" besonders nach Belastung, ein gutes Ansprechen auf die Inhalation von β-Sympathomimetika und eine atopische Familienanamnese bieten erste Hinweise und leiten die weiteren diagnostischen Maßnahmen ein.

6.1 Anamnese

Mit einer gezielten Anamnese wird im Prinzip schon die Diagnose ermöglicht. Durch sie werden selektiv weitere diagnostische Maßnahmen und ein erstes Therapiekonzept festgelegt. Da das Asthma eine chronische Erkrankung ist und deshalb meist eine Langzeittherapie erforderlich macht, stellt die Erstanamnese in der Regel den Auftakt zu einer langfristigen Eltern-Kind-Arzt-Beziehung dar.

Neben dem Abfragen von Symptomen der Krankheit, ihrer Entwicklung und der Ergründung ihrer auslösenden Faktoren, wie sie nach einem gewissen Regelschema (Tabelle 11) erfolgen kann, muß man sich auch im Gespräch ein Bild über die Familie des Kindes machen. Dies dient nicht nur der Abschätzung psychologischer Faktoren, sondern auch der Beurteilung, inwieweit mit einer Akzeptanz gegenüber den einzuleitenden Therapiemaßnahmen und mit einer Krankheitseinsicht zu rechnen ist.

Tabelle 11. Anamnestische Kriterien

A.   *Eigene Anamnese*

    a. *Symptome*
       1. Symptomcharakter
         Husten, ,,Pfeifen'', Atemnot
       2. Symptommuster
         saisonal, ganzjährig, Anfälle, chronische Bronchitis,
         Häufigkeit, Tag-Nacht-Schwankungen etc.

    b. *Auslösefaktoren*
       Allergenexposition, Nahrung, Infekte, Anstrengung, Temperatur, Psyche, Medikamente
       (Aspirin), Rauch

    c. *Verlauf der Asthmaanfälle*
       Prodromi, beschleunigter oder protrahierter Verlauf, Dauer, Therapie

    d. *Einfluß der Krankheit auf das Kind*
       Zahl der Krankenhausaufenthalte, Fehlen in der Schule, Einschränkung der Aktivität,
       Verhalten, psychische und neurologische Entwicklung, Wachstum, Gewicht

    e. *Entwicklung der Krankheit*
       Alter bei Beginn, Alter bei Diagnose, Progredienz, Therapie, Veränderung im Symptom-
       charakter
       Begleiterkrankungen: Neurodermitis, Rhinitis allergica

B.   *Familienanamnese (Atopie)*

C.   *Sozioökonomische Situation*

    a. *Familienverhältnisse*
       Vater, Mutter, Geschwister

    b. *Häusliche Verhältnisse und direkte Umgebung*
       Bett, Pflanzen, Tiere usw.

    c. *Verständnis und Einsicht der Eltern*
       Kenntnis über die Krankheit, Einhalten der Therapie

    d. *Verhalten des Kindes*
       gegenüber der Umwelt und vice versa, Schulleistung, Freunde usw.

6.2 Physikalische Untersuchung

Es ist selbstverständlich, daß in einer Erstuntersuchung neben dem knöchernen Thorax und der Lunge auch der Nasen-Rachen-Raum und die Ohren untersucht werden müssen. Allergien spielen bei der Sinusitis und bei der chronischen Otitis in einigen Fällen eine Rolle (*Ojala* et al. 1982), und nicht selten wird ein Circulus vitiosus ausgelöst: Allergie — Entzündung — hyperreagibles Bronchialsystem — Bronchokonstriktion.

Häufig bieten die Kinder schon beim Betreten des Untersuchungsraumes einige Hinweise: endogenes Ekzem, gerötete und geschwollene Augen, Mundatmung mit einer adenoiden Facies und „Pfeifen" als Distanzgeräusch sind charakteristische Zeichen. Viele Kinder bieten das sog. „allergische Salut": sie reiben sich Augen und Nase. Letzteres führt zuweilen zur Ausbildung einer charakteristischen Querfalte über dem Nasenrücken. Zuweilen beobachtet man, meist bei Nahrungsmittelallergikern, auch dunkle Schatten unter den Augen, von den Angelsachsen auch mit dem Begriff „allergic shiners" belegt.

6.3 Röntgenbefunde

Herzfernaufnahmen haben in der Diagnostik des Asthma bronchiale nur einen geringen Stellenwert. Sie sollten in erster Linie angefertigt werden, wenn sich gewisse andere differentialdiagnostische Erwägungen ergeben, oder wenn Entzündungszeichen, wie eine Pneumonie, als Ursachen einer akuten Exazerbation ausgeschlossen werden sollen. Bei 391 asthmatischen Patienten, die vorwiegend zur Röntgendiagnostik wegen eines Alters unter 5 Jahren, wegen Fiebers über 38,3°C, länger (> 2 Tage) anhaltender und schwerer Symptomatik und feuchten RG's überwiesen worden waren, fand sich immerhin bei 56% ein Normalbefund. 16% hatten eine Überblähung, 11% eine vermehrte perihiläre Zeichnung, 10% Hinweise für eine Infiltration und jeweils 5% hatten eine Streifen- oder Plattenatelektase (*Rushton* 1982).

Im Anfall ist in der Regel die Strahlentransparenz der Lungen erhöht, die peripheren Lungengefäße sind eng gestellt. Die Überblähungen können minimal sein, aber in extremen Fällen auch zu einem Spontanpneumothorax führen.

Durch ein Bronchialwandödem können sich an größeren Bronchien um das zentrale, gelegentlich eingeengte Luftband herum Infiltrationen finden, so daß hilusnahe Ringschatten sichtbar werden (*Freyschmidt* 1982). Eine Sinusitis kann Folge, aber auch Ursache des Asthmas sein. Das Herunterlaufen von eitrigem Sekret in die Trachea als Ursache nächtlicher Asthmaattacken ist umstritten. Es gilt eher als wahrscheinlich, daß das herunterlaufende Sekret über die Reizung pharyngealer Hustenrezeptoren den nächtlichen Husten unterhält (*Eigen* 1982). Eine Nebenhöhlenaufnahme bei Kindern über 4 Jahren erscheint zuweilen wichtiger als eine Herzfernaufnahme, zumal sich aus einer Sinusitis andere therapeutische Konsequenzen ergeben.

6.4 Allergietests

6.4.1 Hauttests

Hauttests werden im Kindesalter in der Regel als Pricktest durchgeführt. Manchmal erlebt man es jedoch, daß Kinder verängstigt, nicht selten vor Angst schreiend, einem Hauttest entgegensehen, weil sie an anderer Stelle bereits mit zahlreichen Intrakutantests traktiert worden sind. Bei jedem Hauttest müssen gewisse Schwierigkeiten in der Interpretation berücksichtigt werden. Generell muß beachtet werden, daß sich die Ergebnisse auf der Haut nur bedingt auf das, was sich am Bronchialsystem abspielt, übertragen lassen, und daß daher mit falsch positiven und falsch negativen Ergebnissen bei einem Vergleich mit inhalativen Provokationstests gerechnet werden muß (*Wegner* et al. 1983).

Die Ursachen liegen im wesentlichen in folgendem begründet:

1. Komplexe Substanzen wie Hausstaub enthalten eine Menge verschiedener Allergene in wechselnden Mengen. So ließ sich z. B. zeigen, daß das Hausstaubmilbenallergen regelmäßig mehr als 90% des totalen Allergens des Hausstaubs betrug (*Voorhorst* 1977).

2. Die Allergenextrakte enthalten in unterschiedlichem Ausmaß auch unspezifische Verunreinigungen.

3. Aus den Ergebnissen der Hauttestungen läßt sich nur schwer ein quantitatives Resultat ablesen. Ferner bietet die Standardisierung der Allergenextrakte eine Reihe von Schwierigkeiten (*Voorhorst* 1981).

4. Das IgE stellt einen ubiquitären Antikörper dar, der auch bei normalen Patienten vorhanden ist. Hohe Allergenkonzentrationen können daher einen falsch positiven Test vortäuschen (*Leffert* 1980).

5. Das spezifische IgE ist einer der pathogenetischen Schlüssel für das Asthma. Andere Faktoren, die das hyperreagible Bronchialsystem bedingen und unterhalten, sind weder mit dem Prick- noch mit einem anderen Allergietest zu erfassen, müssen aber unbedingt berücksichtigt werden.

6. Das Alter des Kindes kann ein Hinderungsgrund für die Durchführung eines Hauttests sein. Ganz abgesehen davon, daß Kinder unter 3 Jahren einen solchen Test kaum tolerieren, benötigt das Immunsystem, bis es nach dem Allergenkontakt das spezifische IgE gebildet hat, eine gewisse Zeit. So wird ein 6 Monate altes Kind, das im November geboren wurde, im April kaum eine Reaktion auf Gräser zeigen (*Leffert* 1980).

Wenn man den Pricktest in den Rahmen anderer diagnostischer Maßnahmen einbaut und sich seiner Limitierungen bewußt ist, stellt er ein probates Mittel zur Allergiediagnostik in der kinderärztlichen Praxis dar. Lediglich bei Verdacht auf Schimmelpilzallergien ist der Pricktest häufig nicht verläßlich und muß durch einen Intrakutantest ersetzt werden. Bei der Durchführung und Interpretation sind über die genannten Faktoren hinaus noch einige praktische Richtlinien bei der Durchführung zu beachten. So ist die Reagibilität der Haut nicht gleichmäßig über alle Hautpartien verteilt, die Ellenbeuge z. B. ist stärker reaktionsfähig als der distale Unterarmbereich. Über Axonreflexe beeinflussen die stärkeren die schwächeren Reaktionen. Der Abstand zwischen den einzelnen Prickstellen sollte daher möglichst groß (> 5 cm) gewählt werden, was zuweilen im Kindesalter bei einem umfangreichen Screeningtest Schwierigkeiten bereitet (*Voorhorst* 1981). Häufig wird Histaminlösung als Referenzlösung verwendet. Hierbei ist jedoch zu beachten, daß die Maximalreaktion auf Histamin bereits nach 8–9 min, die der Allergene erst nach 12–17 min erreicht wird. Von *Voorhorst* (1981) wird daher empfohlen, als Referenzlösung Substanz 48/80 zu verwenden, die als Histaminliberator zur gleichen Zeit wie die Allergene Maxima aufweist. Da alle Allergene, besonders die stark verdünnten, mit der Zeit Aktivitätsverluste zeigen, muß auf das Verfallsdatum geachtet werden. Der Pricktest wird als einfachster Allergietest verstanden. Das Vertrauen in seine Aussagefähigkeit sollte jedoch begrenzt bleiben. Im Zweifelsfall, vor allen Dingen dann, wenn Diskrepanzen zwischen der Anamnese und dem Pricktest bestehen, müssen andere Allergietests zur weiteren Diagnostik herangezogen werden.

6.4.2 Der Radioallergosorbenttest (RAST)

Vor über 15 Jahren wurde der RAST als radioimmunologischer In-vitro-Test zum Nachweis spezifischer IgE-Antikörper eingeführt (*Wide* et al. 1967). Sein Prinzip beruht auf einer Kopplung von IgE-Antikörpern des Patientenserums mit Antigenen, die an Sephadexscheibchen fixiert sind und dem konsekutiven Nachweis der Bindung von ^{125}[I]-Anti-IgE an diesen Antigen-Antikörper-Komplex. Diese serologische Methode zum Nachweis des IgE hat sowohl der allergologischen Grundlagenforschung als auch der klinischen Diagnostik gewisse Impulse verliehen. Wie immer nach der Einführung neuer Methoden hat dieser Test jedoch auch zu Fehlanwendungen und Fehlinterpretationen geführt. Seine Vorteile liegen z. B. im quantitativen Nachweis der Synthese von IgE während der Pollensaison (*Lichtenstein* et al. 1973), in der Standardisierung von Allergenextrakten (*Gleich* et al. 1974), in der Bestimmung der Suppressionswirkung einer Immuntherapie auf die IgE-Synthese (*Lichtenstein* et al. 1973) und in der Verfolgung der IgE-Synthese bei Kindern mit erhöhtem Atopierisiko (*Frick* et al. 1979). Sein diagnostischer Wert dagegen ist umstritten, und in den letzten Jahren sind zahlreiche Publikationen erschienen, die bei einem Vergleich mit anderen Allergietests keinen Vorteil des RAST zeigen konnten (s. *Hötter* 1983). Bei Kleinkindern, bei denen eine atopische Familienbelastung vorliegt und/oder bei denen in der Anamnese Hinweise für eine Atopie gegeben sind, bietet der RAST zuweilen gewisse Hinweise, da Hauttests häufig noch nicht durchführbar sind. Der RAST bietet selten falsch negative Ergebnisse, ist jedoch von allen In-vitro-Allergietests bei einem Vergleich mit dem Ergebnis der inhalativen Provokation am häufigsten falsch positiv (*Wegner* et al. 1983). Bei einer ungezielten Diagnostik, die anamnestische Hinweise ausschließt, sollte auch der Kosten-Nutzen-Faktor bedacht werden, denn der RAST ist sehr kostenaufwendig (s. *Adkinson* 1980). Ein „RAST-Screening" sollte daher auf jeden Fall vermieden werden.

Die alleinige Bestimmung des Gesamt-IgE's ist sicherlich völlig unzureichend. So berichteten *Baur* et al. (1978), daß von 266 Patienten mit gesichertem Asthma bronchiale auf allergischer Basis 1/3 ein IgE unter 150 E/ml aufwiesen und von 126 Patienten mit nichtallergischer Asthmakonstellation in 1/3 das

Gesamt-IgE erhöht war. Da bei nichtatopischen, gesunden Individuen der IgE-Serumspiegel zudem zwischen 0,1 und 150 E/ml schwankt, wird die Aussagefähigkeit des Gesamt-IgE's weiter limitiert.

6.4.3 Histaminfreisetzung aus Basophilen

Der allergenvermittelten Mediatorfreisetzung aus Mastzellen kommt bei der allergischen Typ-I-Reaktion eine zentrale Bedeutung zu. Histamin wird als einer der Hauptmediatoren dieser Reaktion angesehen. Seine Freisetzung beruht auf der Vernetzung zweier zellständiger IgE-Moleküle durch das Antigen in Anwesenheit von Ca^{2+} (s. Abschn. 4.1). Gewebsständige Mastzellen und basophile Leukozyten weisen zwar einige Unterschiede in der Feinstruktur und im Enzymmuster auf (Tabelle 12, *Lichtenstein* 1978b; *MacGlashan* et al. 1983), prinzipiell nehmen jedoch auch die Basophilen an der IgE-induzierten Histaminfreisetzung im Rahmen der Typ-I-Allergie teil, und der Mechanismus dieser Freisetzung ist identisch (*Siraganian* u. *Hook* 1980). Die In-vitro-Bestimmung der Histaminfreisetzung aus Basophilen nach Antigenkontakt stellt daher ein geeignetes Modell zur Untersuchung der IgE vermittelten Typ-I-Reaktionen dar (*Wahn* 1980; *Siraganian* u. *Hook* 1980; *Lichtenstein* 1978b). Nach Isolation der Basophilen werden die Suspensionen der gewaschenen Zellen auf Reagenzgläschen mit Allergenen in den zu untersuchenden Konzentrationen verteilt. Die Histaminfreisetzung erfolgt bei 37°C im Wasserbad bei einer Inkubationszeit von 40 min. Nach Extraktion mit n-Butanol und n-Heptan kondensiert Histamin mit o-Phthaldialdehyd zu einem fluoreszierenden Farbstoff. Die gemessene Fluores-

Tabelle 12. Gemeinsamkeiten und Unterschiede zwischen Mastzellen und Basophilen (Übersicht bei *MacGlashan* et al. 1983)

	Basophile		Mastzellen	
Rezeptoren				
IgE-	+ +	10 000–500 000/Zelle	+	1 000–400 000/Zelle
β-adrenerge-	+ +		+ +	
PGE_2-	+ +		+ +	
PGD_2-	+ +		0	
H_2	+ +		0	
Maximale Histaminfreisetzung durch Anti-IgE-Antikörper (ng)	+	1 000 ng/10^6 Zellen	+ +	4 000 ng/10^5 Zellen
Gehalt an Arachidonsäuremetaboliten (ng)				
Leukotriene	+	10 ng/10^6 Zellen	+ +	200 ng/10^6 Zellen
PGD_2	+	0,01 ng/10^6 Zellen	+ +	60 ng/10^6 Zellen
Hemmung der Histaminfreisetzung durch Glukokortikoide	+ +		0	
DNCG	0		+ +	

zenzintensität ist der Histaminkonzentration proportional. Vor kurzem wurde von *Siraganian* (*Siraganian* u. *Hook* 1980) eine automatisierte Methode entwikkelt, die es erlaubt, 30 Proben pro Stunde zu messen, so daß diese Methode für den klinischen Routineeinsatz geeignet ist. Die Histaminfreisetzung aus basophilen Leukozyten bietet gegenüber den anderen Tests eine Reihe von Vorteilen:

1. Bei Patienten, bei denen ein Pricktest aus verschiedenen Gründen nicht durchgeführt werden kann (z. B. Neurodermitis) oder bei denen das Testergebnis im Pricktest unbefriedigend und diskrepant zur Anamnese ist, ist mit der Bestimmung der Histaminfreisetzung eine echte Alternative gegeben. Da sowohl der Pricktest als auch der RAST im Kindesalter häufig falsch positiv sind, wenden wir den Histaminfreisetzungstest als zusätzlichen Test an.

2. Die Degranulation der Basophilen erfolgt direkt durch die Vermittlung des zellständigen IgE. Mit dem RAST wird nur das freie IgE bestimmt, das für die Mediatorfreisetzung ohne direkte Bedeutung ist (*Wahn* 1980).

3. Der Histaminfreisetzungstest korreliert quantitativ besser mit dem klinischen Sensibilisierungsgrad als die anderen Tests (*Siraganian* 1977).

4. Die Methode erlaubt indirekt die Bestimmung blockierender Antikörper. Wird den basophilen Leukozyten von einem allergischen Patienten einmal das Serum eines nichtallergischen und einmal das Serum des Patienten selbst zugesetzt, so wird bei bereits erfolgter Bildung blockierender Antikörper, z. B. unter einer Hyposensibilisierungsbehandlung, die Histaminfreisetzungskurve nach rechts verschoben.

5. Die Mastzellen und die Basophilen besitzen an ihrer Oberfläche zahlreiche Rezeptorstrukturen, über deren Stimulation die Histaminfreisetzung moduliert werden kann. Das In-vitro-Modell der Histaminfreisetzung aus Basophilen eröffnet daher Möglichkeiten, die pharmakologische Beeinflussung der Histaminfreisetzung aus den isolierten IgE-tragenden Zellen näher zu untersuchen.

6. Genau wie der RAST erlaubt die Methode ferner die Identifizierung von Allergenextrakten.

Die Bestimmung der Histaminfreisetzung aus Basophilen ist trotz der Automatisation nach wie vor sehr aufwendig, so daß ihre Anwendung weiterhin Speziallabors vorbehalten bleiben wird. Nach unserer Erfahrung ist die Methode auch für die Allergiediagnostik und v. a. auch für die wissenschaftlich-allergologische Forschung bei allergischen Erkrankungen im Kindesalter eine wesentliche Bereicherung. Das gleiche gilt für den Basophilen-Degranulations-Test (*Leynadier* et al. 1981), bei dem die Degranulation nach Antigenkontakt fluoreszenzmikroskopisch nachgewiesen wird.

6.5 Lungenfunktionsuntersuchungen

Wegen der Notwendigkeit zur aktiven Mitarbeit können routinemäßige Lungenfunktionsuntersuchungen erst bei Kindern über 6 Jahren durchgeführt werden.

Die Entwicklung spezieller Baby-Body-Plethysmographen ermöglicht zwar auch bei Säuglingen und Kleinkindern die Bestimmung des intrathorakalen Gasvolumens, des Atemwegswiderstandes und der spezifischen Atemleitfähigkeit, wegen des großen Untersuchungsaufwandes muß jedoch die Body-Plethysmographie in dieser Altersgruppe weitgehend wissenschaftlichen Fragestellungen vorbehalten bleiben (*Lindemann* u. *Volkheimer* 1981). Darüber hinaus ist über die oesophageale Kathetertechnik in Kombination mit der Pneumotachygraphie die Ermittlung des gesamten Lungenwiderstandes und der Lungencompliance möglich. Bei Kleinkindern, die bereits zur aktiven Mitarbeit zu motivieren sind, bietet die forcierte Exspirationszeit ein gewisses Maß für die Schweregradbeurteilung der Obstruktion. Hierbei wird häufig das einfach zu handhabende Peak-Flow-Meter (*Wright* u. *McKerrow* 1959) verwendet, bei dem die maximale exspiratorische Flußgeschwindigkeit (PEFR) durch Zeigeranzeige auf einer Liter-/min-Skala abgelesen werden kann. Neben der Bestimmung bei Kleinkindern kommt der Registrierung des Peak-Flow's eine gewisse Bedeutung bei der häuslichen Überwachung und bei der Kontrolle des Obstruktionsmaßes bei liegenden Patienten zu.

Die body-plethysmographisch registrierbaren statischen und v.a. dynamischen Lungenfunktionsparameter, die allerdings erst bei älteren Kindern registriert werden können, sind sicherlich aussagekräftiger. Dies ist insbesondere im symptomfreien Intervall der Fall, in dem Lungenfunktionsuntersuchungen folgende Aufgaben erfüllen:

1. Sie dienen der Aufdeckung eines hyperreagiblen Bronchialsystems nach Durchführung entsprechender Provokationstests (Histamin/Metacholinprovokation und körperliche Belastung).

2. Sie haben eine diagnostische Bedeutung bei der Festlegung des für das Bronchialsystem pathogenen Allergenspektrums im Rahmen der inhalativen Provokationen.

3. Durch Wiederholung unter einer entsprechenden präventiven Medikation erlauben Lungenfunktionsuntersuchungen die Überwachung einer gezielten individuellen therapeutischen Einstellung.

4. Durch kontrollierte Lungenfunktionstests wird die Erfassung gewisser Risikofaktoren für die Prognose des kindlichen Asthmas, die insbesondere in einer chronischen Überblähung der Lungen mit Erhöhung der Lungenvolumina besteht, erfaßt. Die Ursache dieser Volumenvermehrung, die sich bei vielen asthmakranken Kindern im symptomfreien Intervall findet, ist unklar, da sich oftmals weder Hinweise für eine Atemwegsobstruktion (R_t normal) noch für eine Parenchymschädigung der Lunge (statische Lungendehnbarkeit normal) finden. Da sich jedoch bei Kindern, die eine Erhöhung der Lungenvolumina aufwiesen, auch eine Verminderung der dynamischen Lungendehnbarkeit fand, wird angenommen, daß diese asthmatischen Kinder wahrscheinlich „trapped-gas"-Bezirke als Folge von Okklusionen und Obstruktionen in den kleinsten Bronchien haben (*von der Hardt* u. *Menger* 1980). Die chronische Überblähung der Lungen führt zu einem Verlust der dynamischen Compliance und der elastischen Eigenschaften der Lunge. Bei allen Lungenfunktionsuntersuchungen sollten daher auch die Lungenvolumina wie z.B. das intrathorakale Gasvolumen (ITGV) mitbestimmt werden.

Bei der Interpretation müssen die Besonderheiten des kindlichen Bronchialsystems und der kindlichen Lunge berücksichtigt werden. So ist der periphere Atemwegswiderstand bei Kindern höher, die dynamische Compliance geringer. Beide Größen zeigen eine altersabhängige Entwicklung und erreichen erst im späten Schulalter Erwachsenenwerte (Abb. 9). Bei Kindern ist ferner die elastische Retraktionskraft vermindert, was wiederum zu einer Erhöhung des Atemwegswiderstandes beiträgt. Diese Faktoren disponieren u. U. bereits während der normalen Ruheatmung zu einem vorzeitigen Verschluß der Atemwege, so daß es wesentlich schneller als im späteren Lebensalter zu einem Ventilations-Perfusions-Mißverhältnis und einer konsekutiven Verminderung des arteriellen Sauerstoffdrucks kommen kann.

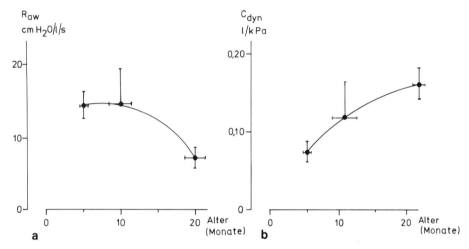

Abb. 9 a, b. a Entwicklung des Atemwegswiderstandes (R_{aw}) und (**b**) der dynamischen Compliance (C_{dyn}) im Säuglingsalter

Im Stadium einer bestehenden Atemwegsobstruktion läßt sich durch die Lungenfunktionsuntersuchung der jeweilige Anteil eines Bronchospasmus, eines Schleimhautödems und/oder einer vermehrten Schleimproduktion bzw. -dyskrinie an der Obstruktion quantitativ nicht erfassen. Ein erhöhter Atemwegswiderstand, eine Verminderung der 1-s-Kapazität (FEV_1) und des Quotienten FEV_1 zur Vitalkapazität (VC) sowie eine Reduktion anderer exspiratorischer Meßgrößen (PEFR etc.) lassen lediglich auf eine diffuse Atemwegsobstruktion schließen. Ob große und/oder kleine Atemwege an der Obstruktion beteiligt sind, können diese Parameter nicht aufschlüsseln. Wie stark sich die Einengung einzelner Atemwegsquerschnitte auf das Verhalten des Gesamtwiderstandes auswirkt, hängt davon ab, ob sich die Veränderungen an den großen oder an kleinen Atemwegen abspielen.

Da der Gesamtquerschnitt der Atemwege nach jeder Aufteilung des Bronchialsystems größer wird, müssen die peripheren Atemwege schon erheblich eingeengt sein, um sich meßbar im Atemwegswiderstand auszudrücken. Zur Beurteilung des jeweiligen Anteils peripherer Atemwege („small airway disease") an der Atemwegsobstruktion müssen daher differenziertere Methoden unter Einschluß der Bestimmung der Compliance unter dynamischen Bedingungen und sog. Fluß-Volumen-Kurven (Flow-volume) Aufschluß geben (*Ulmer* et al. 1983).

Im Stadium klinischer Symptome ist insgesamt der Informationsgehalt der verschiedenen Lungenfunktionsmeßgrößen nicht größer als der einer gründlichen Untersuchung unter Einschluß der Bestimmung der maximalen Exspirationszeit. Die Registrierung exspiratorischer Funktionsgrößen und des Atemwegswiderstandes gibt jedoch gewisse quantitative Hinweise insbesondere zur Abschätzung der therapeutischen Ansprechbarkeit der Atemwegsobstruktionen auf verschiedene medikamentöse Wirkprinzipien. Da im symptomfreien Intervall bei den meisten asthmatischen Kindern eine Hyperreagibilität der großen Atemwege vorliegt und auch im Bereich der kleinen Bronchien häufig noch Zeichen für eine Obstruktion bestehen, sind die Lungenfunktionsuntersuchungen in erster Linie von Wert für die Diagnostik und Therapieüberwachung in der Remissionsphase.

Ein Charakteristikum der Atemwegsobstruktion ist ihre große Variabilität. Tag-Nacht-Schwankungen, physische und psychische Einflüsse, Temperatur- und Klimawechsel sowie medikamentöse Einflüsse können häufig ihre Aufdeckung erschweren. Bronchiale Provokationstests im klinisch-symptomfreien Intervall sind daher unter Einschluß der Lungenfunktionskontrolle häufig zur Diagnostik erforderlich.

6.6 Allergenprovokation

Bronchiale Provokationstests mit wäßrigen Allergenextrakten sind dann erforderlich, wenn die klinische Symptomatik nicht mit der Anamnese und den Ergebnissen von Pricktest und RAST übereinstimmen. Sie dienen ferner der Aufdeckung von verzögerten, IgE-vermittelten Immunreaktionen, die durch die anderen Allergietests in ihrer Wertigkeit nur schwer abschätzbar sind, und schließlich ermöglichen sie es, einen Patienten auf die ihm gemäße Mono- oder Kombinationstherapie gezielt einzustellen. Der Nachweis einer Bronchokonstriktion nach Allergeninhalation wird allgemein als ausschließlich beweisend für den pathogenen Einfluß des entsprechenden Allergens auf das Bronchialsystem angesehen. Als Kontraindikationen sind jedoch immer zu berücksichtigen:
1. Sekundärveränderungen des zu provozierenden Organs mit irreversibler Funktionseinschränkung.
2. Ein besonders hoher Sensibilisierungsgrad, der Nebenwirkungen erwarten läßt,
3. jede akute oder subakute Erkrankung,
4. vorbestehende Symptome am zu provozierenden Organ (*Gonsior* u. *Schultze-Werninghaus* 1980).

Die Sensibilität und Reproduzierbarkeit inhalativer Provokationstests ist von zahlreichen Faktoren abhängig. Dosierungs- und Applikationsverfahren des Allergenaerosols beruhen dabei weitgehend auf der persönlichen Erfahrung des Untersuchers und sind in den seltensten Fällen standardisiert. Um reproduzier- und kontrollierbare Dosierungen des Allergens zu erreichen und somit die unerwünschten Überdosierungen zu vermeiden, sind eine Reihe von semiautomatisierten Dosierungsverfahren entwickelt worden, bei denen konstante Aerosolkonzentrationen unter kontinuierlicher Registrierung eines Obstruktionsmaßes verabreicht werden. Das Problem besteht jedoch darin, daß sich im Gegensatz zu der raschen Reversibilität der Atemwegsobstruktion nach chemischen Provokationsverfahren mit Acetylcholin und Histamin, bei Allergeninhalationen die Obstruktionsmaxima häufig erst bis zu 15 min nach Inhalationsende entwickeln und somit der Messung während der Provokation entzogen sind (*Schultze-Werninghaus* et al. 1983).

Ein Vergleich der Ergebnisse der inhalativen Provokation mit Hausstaubmilbenextrakt mit den Ergebnissen der In-vitro-Allergietests zeigt, daß bei positivem Ausfall des Provokationstests in den meisten Fällen auch Anamnese, Pricktest, RAST und Histaminfreisetzung aus Basophilen positive Hinweise für die Allergie bieten.

Häufig, und dies gilt insbesondere für den RAST, ist jedoch auch mit falsch positiven Ergebnissen in den In-vitro-Tests zu rechnen. Wir haben bei 28 asthmatischen Kindern, bei denen aufgrund einer positiven Anamnese und/oder eines positiven Allergietests ein Hausstaubmilbenasthma vermutet wurde, Anamnese, Pricktest, RAST und den Histamin-Release-Test aus Basophilen mit dem positiven oder negativen Ergebnis der inhalativen Provokation verglichen. 19 Kinder zeigten nach Allergenprovokation mit Hausstaubmilbe eine signifikante Bronchokonstriktion, 9 Kinder zeigten keine Reaktion. Von den 19 Kindern, bei denen durch die Allergenexposition das Hausstaubmilbenasthma gesichert werden konnte, hatten 13 Hinweise in der Anamnese, bereits bei 17 war nach dem Prick und bei allen 19 war nach RAST und Histaminfreisetzung eine Sensibilisierung gegenüber der Hausstaubmilbe (D. pteronyssimus) anzunehmen. Ganz anders sahen die Ergebnisse bei den asthmatischen Kindern aus, die einen negativen Provokationstest aufwiesen: Alle bis auf 1 zeigten im RAST eine Erhöhung des spezifischen IgE's, 6 hatten Hinweise für ein Milbenasthma in der Anamnese und 4 hatten einen positiven Prick. Dagegen war bei 8 der 9 Kinder

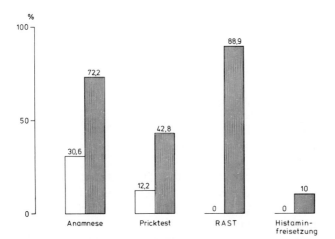

Abb. 10. Vergleich der In-vitro-Allergietests mit den Ergebnissen einer inhalativen Provokation bei Kindern mit einem Hausstaubmilbenasthma. Die Säulen und die Zahlen geben die Prozentzahlen der Patienten an, die keine Übereinstimmung mit dem Ergebnis der inhalativen Provokation hatten. □ falsch negative Ergebnisse (n = 19), ■ falsch positive Ergebnisse (n = 9). (Nach *Wegner* et al. 1983)

nach Inkubation der basophilen Granulozyten mit Milbenallergen auch keine Histaminfreisetzung nachzuweisen (Abb. 10).

Die Daten zeigen, daß zum einen in der Vorhersage der Ergebnisse einer bronchialen Provokation der Histamin-Release-Test am validesten ist, sie weisen darüber hinaus aber auch nach, daß zumindest Anamnese, Pricktest und RAST häufig falsche Vorhersagen liefern (*Wegner* et al. 1983). Dies gilt auch für eine Reihe von anderen Inhalationsallergenen, wie z. B. die Schimmelpilze (*Kersten* 1981). Bei diskrepanten Befunden müssen daher nach Ausschöpfung der anderen Allergietests bronchiale Provokationstests durchgeführt werden. Wir gehen dabei so vor, daß wir erst bei Diskrepanz von Anamnese und Prick das spezifische IgE bestimmen. Bietet sich auch jetzt kein eindeutiges Allergiespektrum, obwohl Hinweise für eine Atopie gegeben sind, so wird der Histamin-Release-Test und/ oder der bronchiale Provokationstest diagnostisch eingesetzt. Da die inhalative Exposition den Vorteil einer individuellen therapeutischen Einstellung ermöglicht, bevorzugen wir es, bei Kindern über 6 Jahren, die Therapieprobleme haben, eine Allergenprovokation anzuwenden. Bei jüngeren Kindern, die einer body-plethysmographischen Kontrolle unter der Provokation nicht zugänglich sind, wenden wir, zumal wegen des gehäuften Vorkommens falsch negativer Prick- und RAST-Ergebnisse in dieser Altersgruppe, den Histamin-Release-Test an.

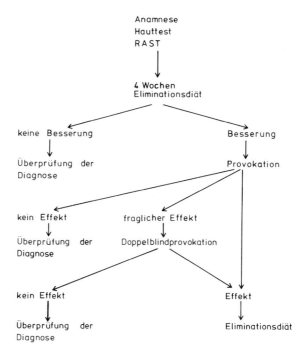

Abb. 11. Vorgehen zur Abklärung einer Nahrungsmittelallergie bei asthmatischen Kindern. (Nach *McCarty* u. *Frick* 1983)

Eine besondere Art der Allergenprovokation stellt die Exposition mit Nahrungsmitteln bei Verdacht auf eine Nahrungsmittelallergie nach einer gewissen Nahrungsmittelkarenz dar (Abb. 11). Da Pricktest und RAST in den meisten Fällen nicht verläßlich sind (*Wüthrich* 1983), muß die Diagnose ausschließlich über eine gezielte Anamnese und die Exposition nach einem bestimmten Regime erfolgen.

6.7 Histamin- und Metacholinprovokation

Asthmatische Kinder im symptomfreien Intervall zeigen häufig eine gesteigerte Reagibilität auf Histamininhalationen (*Murray* et al. 1981) und/oder Metacholin, einem Acetylcholinabkömmling (*Shapiro* et al. 1982). Histamin hat dabei den Vorteil, daß es schnell metabolisiert wird und somit steigende Dosen in rascher Folge hintereinander inhaliert werden können. Als Index für die Reaktivität des Bronchialsystems dient dabei die sog. PC_{20}, d.h. die Dosis von Histamin oder Metacholin, die einen 20%igen Abfall der FEV_1 (1-s-Kapazität) verursacht. Sie entspricht der Konzentration, die einen Anstieg von R_t (Atemwegswiderstand) um 35–40% bedingt (*Cockcroft* et al. 1977). Die von Histamin verwendeten Dosen liegen zwischen 0,03 bis 0,125 mg/ml, für Metacholin bei 0,075 bis 0,25 mg/ml (*Murray* et al. 1981; *Shapiro* et al. 1982), wobei die Verabreichung über jeden normalen Vernebler erfolgen kann. Da die Bronchokonstriktion nach Inhalation von Histamin und Metacholin schnell eintritt (*Schultze-Werninghaus* et al. 1983), sollten Provokationsverfahren mit kontinuierlicher Registrierung der Lungenfunktion verwendet werden. Zwischen der Schwere der klinischen Symptomatik und der Ansprechbarkeit auf Histamin/Metacholin besteht eine enge Beziehung, sie ist nach Untersuchungen von *Murray* et al. (1981) sogar enger als die aller spirometrischen Lungenfunktionsmeßgrößen unter Ruhebedingungen. Da die Reagibilität auf die beiden Substanzen mit der klinischen Symptomatik zunimmt, muß bei vergleichenden Tests berücksichtigt werden, daß R_t bzw. FEV_1 zu Beginn möglichst identisch sind (*Gibson* 1983). Unter der unspezifischen Reizung mit Histamin/Metacholin kann es zu verzögerten Reaktionen kommen, die den verzögerten Immunreaktionen gleichen und zuweilen eine lang anhaltende Bronchokonstriktion unterhalten (*Cockcroft* et al. 1977). Es muß daher bei der Durchführung auf eine möglichst langsame Dosissteigerung und auf eine — auch nach Beendigung des Inhalationstests — anhaltende Lungenfunktionskontrolle, z.B. durch Peak-Flow-Messungen, geachtet werden.

6.8 Anstrengungstests

Die meisten Untersuchungen zum Anstrengungsasthma sind an Kindern durchgeführt worden. Die Ursache liegt darin begründet, daß zur Auslösung der anstrengungsbedingten Bronchokonstriktion eine submaximale 6- bis 8minütige Belastung erforderlich ist, die von älteren untrainierten Patienten kaum erbracht werden kann. Charakteristisch ist, daß es unter der Laufbelastung zunächst zu einer Bronchodilatation kommt, die dann nach 5–10 min in eine Bronchokonstriktion umschlägt. Ohne Therapie hält diese etwa 10–15 min an. Nach der Sofortreaktion folgt eine etwa 2stündige Refraktärphase, in der eine erneute Laufbelastung kein Stimulus mehr für eine Bronchokonstriktion ist. Erstaunlich erscheint, daß die durch Hyperventilation von kalter und trockener Luft ausgelöste Bronchokonstriktion keine Refraktärphase aufweist, so daß die Hypothese, das Anstrengungsasthma beruhe auf einem Wärmeentzug der Bronchialmukosa (*McFadden* 1981) in Frage gestellt ist. Wie nach der Provokation mit Allergenen, so kann es auch nach einer Belastungsprovokation in einem Abstand von 3 bis 9 Stunden zu einer Spätreaktion kommen. Diese ist jedoch in der Regel von kürzerer Dauer und geringerer Intensität als die IgE-vermittelte verzögerte Reaktion (*Lee* et al. 1984; *Biermann* 1984).

Bei anhaltendem Laufen können die Patienten ihren Asthmaanfall „überlaufen", so daß in der anamnestischen Befragung oft keine Hinweise auf ein Anstrengungsasthma erhalten werden (*Anderson* et al. 1975; *Godfrey* 1977). Die Ursache dieses „Überlaufens" ist unklar, hat jedoch dazu geführt, daß bestimmte Dekonditionierungs- und Trainingsprogramme für Patienten mit einem Anstrengungsasthma entwickelt wurden. Laufen stellt den stärksten physischen Streß zur Auslösung einer Bronchokonstriktion dar (*Godfrey* 1977), so daß auf jeden Fall zur Überprüfung eines Anstrengungsasthmas bei Kindern eine 6–7minütige Laufbelastung zu ebener Erde anderen Belastungstests vorgezogen werden sollte.

6.9 Sonstige Untersuchungen zur Differentialdiagnostik

Bei der Diagnose des Asthma bronchiale im Kindesalter sind eine Reihe weiterer Erkrankungen, die u. U. eine ähnliche Symptomatik wie das Asthma bronchiale verursachen können, zu berücksichtigen (Tabelle 5).

Die diagnostischen Maßnahmen orientieren sich daran, so daß u. U. auch invasive Eingriffe durchgeführt werden müssen, wie z. B. eine Herzkatheteruntersuchung zur Abklärung von Gefäßmißbildungen oder eine Bronchoskopie bei Verdacht auf eine Fremdkörperaspiration. Eine Mukoviszidose als Ursache einer chronisch obstruktiven Atemwegserkrankung wird zuweilen übersehen und sollte daher Anlaß zu einer Iontophorese sein. Herzkinder mit Links-rechts-Shunt-Vitien neigen sehr häufig zu obstruktiven Bronchitiden, sie zeigen eine Erhöhung des Atemwegswiderstandes und eine verminderte dynamische Lungencompliance (*Bancalari* et al. 1977). Eine Kompression der Atemwege durch eine Vergrößerung der Pulmonalarterie und der Ventrikel, eine Zunahme des venösen und systemischen pulmonalen Blutdrucks mit einem konsekutiven Ödem der Bronchialschleimhaut und Reflexmechanismen werden dafür verantwortlich gemacht (*Hordof* et al. 1977).

Das α_1-Antitrypsin, das nach den Mendel-Gesetzen concomittant vererbt wird, ist bei Asthmatikern normal, bei einer Erniedrigung wird aber vermehrt das Auftreten eines Emphysems beobachtet (*Endres* 1980). Zur Abklärung eines gastroösophagealen Refluxes müssen spezielle Röntgenuntersuchungen, evtl. auch eine gastroösophageale Szintigraphie, durchgeführt werden. Schwierigkeiten in der Diagnostik bereiten häufig die Nahrungsmittelallergien, da die In-vitro-Allergietests keine verläßlichen Ergebnisse liefern. Hier muß durch eine gezielte Eliminationsdiät mit anschließender Provokation eine diagnostische Abklärung versucht werden (*McCarty* u. *Frick* 1983, Abb. 11).

Die in der Praxis und in der Klinik möglichen und ggf. notwendigen Maßnahmen, die den gesamten Komplex der Atemwegsobstruktion im Kindesalter umfassen, sind in der Tabelle 13 zusammengestellt.

Tabelle 13. Diagnostische Maßnahmen zur Abklärung obstruktiver Atemwegserkrankungen

1. Lungenfunktionsdiagnostik
  – Ganzkörperplethysmographie
  – Provokationstests
	4. Szintigraphische Verfahren
	  – Lungenszintigraphie
	  – gastroösophageale Szintigraphie

2. Allergiediagnostik
  – Pricktest
  – RAST
  – Histaminfreisetzung aus Basophilen
  – nasale und inhalative Provokation
	5. Laboruntersuchungen
	  – α_1-Antitrypsin
	  – Virusserologie
	  – Immunelektrophorese
	  – Schweißtest

3. Röntgendiagnostik
  – Herzfernaufnahme
  – Nasennebenhöhlen
  – spezielle Tracheaaufnahme
  – Ösophagogramm
  – Tomographie
	6. Bronchoskopie-Bronchographie

Ist ein Asthma bronchiale im Kindesalter einmal diagnostiziert, so sind nur selten und dann nur unter speziellen Gesichtspunkten zusätzliche diagnostische Maßnahmen, wie eine Inhalations- und Perfusionsszintigraphie, eine Atemgasanalyse oder eine Bronchoskopie erforderlich.

7 Therapie

Die Therapie des Asthma bronchiale hat in den letzten Jahren erhebliche Fortschritte gemacht. Dies liegt in erster Linie darin begründet, daß durch die Entwicklung neuer pharmakologischer Prinzipien sowie durch begleitende immuntherapeutische und physikalische Maßnahmen die ausschließliche Anfallstherapie durch eine gezielte präventive Therapie ersetzt wurde. Alle therapeutischen Eingriffe müssen die verschiedenen Angriffspunkte berücksichtigen und stellen somit einen Kombinationskatalog verschiedener ineinandergreifender Maßnahmen dar. Die in weiten Grenzen variable Symptomatik und das Auftreten eines hyperreagiblen Bronchialsystems erfordern, unter Berücksichtigung der verschiedenen pathogenetischen Mechanismen, fast regelmäßig differenzierte medikamentöse und physikalische Maßnahmen. Diese bestehen aus:

1. einer medikamentösen Therapie im symptomfreien Intervall und im Anfall,
2. einer Hyposensibilisierung bei nachgewiesenem Allergenspektrum als Immuntherapie,
3. einer gezielten und möglichst umfassenden Allergenkarenz,
4. sozial- und psychotherapeutischen Maßnahmen, die ein weites Spektrum wie Hypnose, autogenes Training, Dekonditionierung usw. beinhalten können.

7.1 Medikamentöse Therapie

In den letzten 15 Jahren sind eine Reihe von neuen antiasthmatischen Arzneimittelprinzipien entwickelt worden, die sowohl in der kurativen als auch in der präventiven Therapie des Asthma bronchiale ihren Einsatz gefunden haben. Bei gezielter und u. U. kombinierter Anwendung kann durch die Langzeittherapie mit diesen Arzneimittelprinzipien bei einem großen Teil der Patienten die Anfallshäufigkeit erheblich reduziert oder sogar völlig zum Verschwinden gebracht werden. Besonders erfolgreich ist die Therapie des Asthma bronchiale im Kindesalter, da hier meist noch keine Folgeschäden in Form chronisch-obstruktiver und chronisch-emphysematöser Bronchitiden vorliegen. Im wesentlichen beruht die medikamentöse Therapie auf der Anwendung von

1. selektiven β_2-Sympathomimetika,
2. Theophyllinpräparaten,
3. Atropinderivaten mit bevorzugter peripherer Wirkung,
4. antiallergisch wirksamen Substanzen, die eine ausschließlich prophylaktische Wirkung beim allergischen Asthma bronchiale, aber auch beim hyperreagi-

blen Bronchialsystem haben. Zu diesen Präparaten gehört die Cromoglicinsäure und das Ketotifen.

5. systemischen und inhalierbaren Kortikosteroiden.

Während die ersten 3 medikamentösen Prinzipien unter den Oberbegriff der
Bronchodilatatoren zu subsummieren sind und sowohl im Anfall als auch in der
Prophylaxe wirken, fallen die letzten beiden Gruppen unter den Begriff der
Antiallergika/Immunsuppressiva, die eine ausschließlich präventive Wirkung
entfalten. Eine Übersicht über die im Handel befindlichen Präparate findet sich
im Anhang.

Bei jeder Atemwegsobstruktion findet sich in unterschiedlichem Ausmaß
eine Bronchokonstriktion durch Erhöhung des glattmuskulären Bronchialtonus,
ein Schleimhautödem und eine vermehrte Schleimproduktion bzw. auch eine
Veränderung der Schleimqualität. Daraus wird deutlich, daß — je nach vorlie-
gendem Pathomechanismus — die Bronchodilatatoren auch eine unterschiedliche Effektivität besitzen müssen. Ihr Hauptmechanismus besteht dabei vornehmlich in einer Erweiterung der großen Bronchien sowie in einer direkten
Hemmung der Freisetzung von Mediatoren aus der Mastzelle und den basophilen
Granulozyten über eine Interaktion mit membranständigen Rezeptorstrukturen.

7.1.1 β-Sympathomimetika

7.1.1.1 Wirkungsmechanismus

Schon seit Beginn des 20. Jahrhunderts ist die Wirksamkeit von Adrenalin beim
Asthma bronchiale bekannt. Obwohl Sir *Henry Dale* (1906) in einem klassischen
Tierexperiment nachweisen konnte, daß das Adrenalin eine duale Wirkung auf
das Herz-Kreislauf-System hat, indem eine initial ausgelöste Blutdrucksteige-
rung nach Gabe von Ergotaminalkaloiden in eine blutdrucksenkende Wirkung
umgekehrt wird, wurde die Grundlage dieser Wirkung erst durch die Untersuchungen von *Ahlquist* (1948) erkannt. Durch systematische Untersuchungen
einer Reihe von Adrenalinabkömmlingen konnte er nachweisen, daß sich mit
Abänderung der Struktur der natürlich vorkommenden Überträgersubstanzen
des Sympathikus, Adrenalin und Noradrenalin, auch die Affinität zu unterschiedlichen Organsystemen ändert. Aus dieser Erkenntnis erwuchs das Konzept
von der Existenz zweier adrenerger Rezeptoruntertypen, den α- und β-Rezeptoren. Diese Hypothese hat später durch die Synthese sog. selektiver β-Sympathomimetika und selektiver β-Rezeptorenblocker ihre Bestätigung erfahren. Im
isolierten Tierexperiment verursacht Adrenalin eine Relaxation des Bronchialsystems, die durch β-Rezeptorenblocker kompetitiv zu antagonisieren ist. Diese
Wirkung hat zunächst dazu geführt, anzunehmen, daß das Bronchialsystem
lediglich adrenerge β-Rezeptoren, dagegen keine adrenergen α-Rezeptoren
enthält. An isoliertem Tiergewebe konnte jedoch durch Agonisten- und Antago-
nistenversuche die Existenz adrenerger α-Rezeptoren in der Zwischenzeit nachgewiesen werden (*Fleisch* et al. 1973). Da adrenerge α-Blocker einen protektiven
Effekt gegenüber verschiedenen Asthmaformen beim Menschen haben (*Gaddie*
et al. 1972; *Rheinhardt* et al. 1980c), wird den α-Rezeptoren eine gewisse

Bedeutung für die vegetative Regulation des Bronchialtonus auch am menschlichen Bronchialsystem zugesprochen.

1967 konnten *Lands* et al. durch eine systematische Untersuchung mehrerer β-Rezeptor-Agonisten und Antagonisten an unterschiedlichen isolierten Organsystemen zeigen, daß die β-Rezeptorfraktion nicht einheitlicher Natur ist. Nach dem Vorschlag von *Lands* werden z.B. die β-Rezeptoren am Ileum und am Herzen mit dem Symbol β_1, die am Bronchialsystem und am Uterus mit dem Symbol β_2 bezeichnet. Die Zellen, die über β-adrenerge Stimuli beeinflußt werden, enthalten in der Zellmembran neben den spezifischen adrenergen β-Rezeptoren auch das Enzym Adenylcyclase (Abb. 12). Nach Kopplung des

Abb. 12 A, B. Kopplung (A) und Entkopplung (B) des β-adrenergen Rezeptors von der Adenylcyclase durch ein GTP abhängiges Protein unter dem Einfluß von β-Sympathomimetika.
H – Hormon bzw. β-
    Sympathomimetika
R – Rezeptor
N – Kopplungsprotein
C – Adenylcyclase
(Aus *Cooke* 1984)

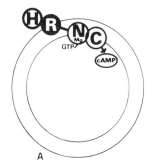
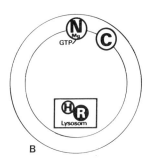

A   B

Rezeptors (R) mit der Adenylcyclase (C) durch ein Kopplungsprotein (N) erfolgt die Umwandlung des ATP's in das cyclische Adenosin-3′,5′-Monophosphat (cAMP). Das Kopplungsprotein, das eng mit der Guanosin-ATP'ase assoziiert ist oder diese selbst darstellt, ist durch Guanosintriphosphat (GTP) stimulierbar. Nach Hydrolyse des GTP zu Guanosindiphosphat (GDP) dissoziieren Rezeptor, Kopplungsprotein und Adenylcyclase wieder. Neben der Beteiligung an dem Aktivierungsprozeß kann das GTP in höheren Konzentrationen über ein Hemmungsprotein auch die Kopplung des Rezeptors an die Adenylcyclase und damit die Wirkung von Katecholaminen bzw. β-Sympathomimetika inhibieren (Abb. 13).

Abb. 13. Einfluß von Guanosintriphosphat (GTP) auf die Hemmung und Stimulation der Adenylcyclase über Regulationsproteine.
HR – Hormon-Rezeptor-Komplex
N_s – stimulierendes Kopplungsprotein
N_i – inhibierendes Kopplungsprotein
AC – Adenylcyclase
ATP – Adenosintriphosphat, cAMP – cyclisches
    Adenosin-3′,5′-Monophosphat
Cholera-Toxin steigert die Adenylcyclase-Aktivität durch Beeinflussung des stimulierenden Kopplungsproteins, B. Pertussis-Toxin durch Beeinflussung des hemmenden Kopplungsproteins.
(Aus *Cooke* 1984)

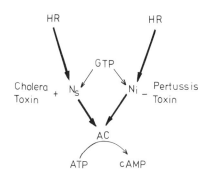

Intrazellulär werden die Wirkungen der β-Sympathomimetika durch das cyclische AMP vermittelt (*Sutherland* et al. 1968). Seine Akkumulation unter dem Einfluß β-adrenerger Stimuli führt am Bronchialsystem zu einem Entzug freien Kalziums aus dem Zytoplasma durch Bindung an die Zellmembran bzw. Akkumulation im endoplasmatischen Retikulum. Durch diesen aktiven Bindungsvorgang wird freies Kalzium dem kontraktilen Apparat der Zelle entzogen und somit eine Relaxation der glattmuskulären Zelle eingeleitet.

Beide Wirkprinzipien, die Stimulation der Adenylzyklase durch die β-Sympathomimetika und die Hemmung der Phosphodiesterase durch das Theophyllin, sind auch für die Hemmung der allergisch bedingten Histaminfreisetzung aus der Mastzelle verantwortlich.

Die ersten β-Sympathomimetika, die zur Bronchodilatation eingesetzt wurden, waren neben dem Adrenalin und dem Ephedrin die synthetischen β-Sympathomimetika Isoprenalin (Aludrin) und Orciprenalin (Alupent). Diese Substanzen stimulieren im gleichen Dosisbereich sowohl die β_2-Rezeptoren des Bronchialsystems als auch die β_1-Rezeptoren des Herzens. Die kardialen Nebenwirkungen, die bei gehäuftem Einsatz zu erheblichen Tachykardien und im Gefolge auch zu Kammerflattern und Kammerflimmern führen können, haben ihren Einsatz begrenzt (*Gebbie* 1983). Durch Substitution an der Seitenkette und am Phenolring des Grundmoleküls der Katecholamine gelang es schließlich mit dem Salbutamol, Fenoterol und Terbutalin Substanzen zu synthetisieren, die eine bevorzugte Affinität zu den bronchialständigen β_2-Rezeptoren haben. Wie eigene Untersuchungen an isolierten Organgeweben von Meerschweinchen sowie an beatmeten Katzen zeigen konnten, liegt der Dosisabstand zwischen der Konzentration, die einen Anstieg der Herzfrequenz um 50% der Maximalwirkung und eine Bronchodilatation um 50% der Maximalwirkung verursacht, für diese Substanzen etwa um den Faktor 10 auseinander (*Wagner* et al. 1973). Auch wenn dieser Unterschied nicht sehr groß ist, so ist er für den klinischen Gebrauch doch von einiger Bedeutung, da eine Dosissteigerung um das 10fache unter klinischen Bedingungen nicht erfolgt und dadurch eine gewisse Selektivität gegeben ist. Zwischen den einzelnen auf dem Markt befindlichen Präparaten scheint in bezug auf die Selektivität kein großer Unterschied zu bestehen. Auch bezüglich des Wirkungseintritts und der Wirkungsdauer existieren nur geringe Unterschiede. So erfolgt der Wirkungseintritt beim Terbutalin etwas langsamer

Tabelle 14. Pharmakologisches Profil einiger β-Sympathomimetika

Substanz	Maximaleffekt nach Inhalation min	Wirkungsdauer h	Dosis pro Hub	Verneblerlösung mg/ml	Dosis pro Tablette mg	Dosis pro Supp. mg	Bronchiale Selektivität
Orciprenalin	30	2–4	0,75	–	20	–	0
Salbutamol	5–15	4–6	0,1	5	2, 4, 8	1,2	++
Fenoterol	5–15	4–6	0,2	5	2,5		+
Terbutalin	10–15	4–6	0,25	10	2,5; 5		+
Reproterol	5–15	4–6	0,5	–			+

als bei den anderen Präparaten, während hinsichtlich der Wirkungsdauer Salbutamol die kürzeste Wirkung zu haben scheint (Tabelle 14).

7.1.1.2 Klinische Anwendung

Bei der therapeutischen Anwendung ergibt sich — insbesondere im Kindesalter — die Frage, welcher Applikationsform man den Vorzug geben soll. Dabei ist folgendes zu berücksichtigen:

1. Bei Säuglingen und Kleinkindern bis zu etwa 1,5 Jahren sind β-Sympathomimetika meist nicht wirksam (Abb. 14; *Lenney* u. *Milner* 1978; *Milner* 1980). Als Ursache werden eine Unterentwicklung der glatten Bronchialmuskulatur, eine Bronchialobstruktion vorwiegend auf der Basis einer vermehrten Schleimproduktion und Schleimhautschwellung und ferner eine verminderte Zahl β-adrenerger Rezeptoren diskutiert (*Reinhardt* et al. 1984).

2. Kinder unter 4 Jahren erlernen die Inhalationstechnik über ein Dosieraerosol nur sehr schwer. Die Entwicklung eines neuartigen Aerosols, das das Arzneimittel nur bei dem Inspirationssog (z. B. Etoscol®-Synchron-Inhalator) abgibt, scheint eine konstantere Dosierung bei Kindern zu ermöglichen (*Hodges* et al. 1981a). Neuerdings sind auch sog. Inhalationshilfen im Handel, die es ermöglichen, die zu synchronisierenden Vorgänge, den der Auslösung des Dosieraerosols und den der Inspiration, zu trennen. Eine auf das Mundstück aufzusetzende Expansionskammer ermöglicht die Aufnahme eines Hubes aus dem Dosieraerosol, der dann in einem bestimmten Zeitraum aus diesem abgeatmet werden kann. Diese Inhalationshilfen, die unentgeltlich abgegeben werden, stellen gerade für die Therapie des kindlichen Asthmas mit Dosieraerosolen eine wesentliche Erleichterung dar. In der präventiven Anwendung besteht

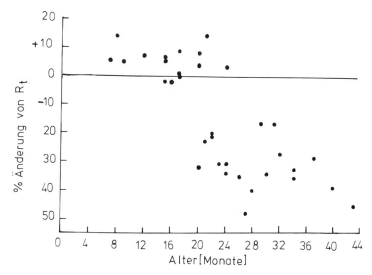

Abb. 14. Einfluß von Salbutamol auf den Gesamtatemwegswiderstand bei Säuglingen und Kleinkindern. Die Symbole (●) repräsentieren die prozentuale Abnahme des Atemwegswiderstandes 10 Minuten nach Inhalation von Salbutamol. (Aus *Lenney* u. *Milner* 1978)

auch die Möglichkeit, β_2-Sympathomimetika als Inhalette über einen Inhalator zu inhalieren, ein Verfahren, das von kleinen Kindern besser erlernt werden kann (*Croner* et al. 1980) (z.B. Inhalator Ingelheim®, Rotahaler Glaxo®). Zuweilen wird wegen der besseren Applikabilität im Kindesalter auch eine Inhalation über einen Bird-Respirator mit einem intermittierenden positiven Atemwegsdruck (IPPB) befürwortet, eine wesentliche Steigerung gegenüber den Dosieraerosolen scheint jedoch nicht nachweisbar zu sein (*Dolovich* et al. 1977). Bei der Verabreichung von β-Mimetika über einen Ultraschallvernebler, wie sie häufig in pädiatrischen Kliniken, aber auch in der Behandlung zu Hause praktiziert wird, ist zu beachten, daß wesentlich höhere Dosen als bei der Gabe von Dosieraerosolen appliziert werden müssen (*Weber* et al. 1979a).

7.1.1.3 Tachyphylaxie

Eine echte Tachyphylaxie kann sicherlich für das Ephedrin angenommen werden, da seine Wirkung auf einer Freisetzung von Noradrenalin aus den Speichergranula der sympathischen Nervenendigungen beruht. Auf Ephedrin, das in den Vereinigten Staaten noch häufig verwendet wird und im deutschsprachigen Raum noch in vielen Hustenmitteln und antiasthmatischen Kombinationspräparaten enthalten ist, sollte daher in der Asthmatherapie verzichtet werden. Auch für die β_2-Sympathomimetika ist beschrieben, daß sie bei regelmäßiger Anwendung zu einer Gewöhnung führen können, d.h. die Dosis muß, um den gleichen bronchospasmolytischen Effekt zu erzielen, gesteigert werden. Von einigen Autoren wird angenommen, daß bei stärkeren asthmatischen Beschwerden die Diffusion der Substanz an den Wirkort durch eine massive Hypersekretion vermindert und somit eine Ineffizienz vorgetäuscht wird (*Löllgen* et al. 1976). Andere Autoren (s. *Reinhardt* et al. 1983, 1984) dagegen konnten nachweisen, daß unter dem Einfluß von β-Sympathomimetika eine Verminderung der Zahl adrenerger β-Rezeptoren an isolierten Zellmodellen zu beobachten ist, ein Phänomen, das als „down regulation" bezeichnet wird. Der Substanz-Rezeptor-Komplex wird als Einheit internalisiert und im Zytoplasma abgebaut. Ein Teil der Rezeptoren scheint jedoch auch einem Recycling zu unterliegen, da dieses als „down regulation" bekannte Phänomen rasch reversibel ist.

Inwieweit jedoch diese Verminderung der Zahl der adrenergen β-Rezeptoren dem klinischen Erscheinungsbild einer Tachyphylaxie entspricht, ist ungeklärt. Einige Untersuchungen scheinen eher dafür zu sprechen, daß das Phänomen einer Tachyphylaxie unter der Therapie mit β-Sympathomimetika klinisch wahrscheinlich nicht relevant ist (*Tashkin* et al. 1982). Die Anwendung von β-Sympathomimetika sollte dennoch neben dem Alter des Patienten und dem klinischen Zustand auch einen eventuellen Gewöhnungseffekt berücksichtigen. Wir versuchen daher in der präventiven Therapie den Gebrauch der β-Sympathomimetika zu umgehen, um sie möglichst im Notfall zur Bronchodilatation zur Verfügung zu haben. Im schweren Asthmaanfall, der häufig charakterisiert ist durch ein Nichtansprechen auf β-Sympathomimetika, kann auch die Gabe von razemischem Adrenalin (Mikronephrin) über einen IPPB-Vernebler versucht werden. Obwohl die Wirkung schlecht objektivierbar ist (*Kjelman* 1980), haben wir den klinischen Eindruck, daß durch die α-sympathomimetische Komponente des Adrenalins und die dadurch bedingte Schleimhautabschwellung in manchen Fällen ein besserer klinischer Erfolg garantiert wird.

7.1.2 Theophyllin

Das Theophyllin, das seit über 40 Jahren in der Therapie des Asthma bronchiale angewendet wird, hat in den letzten Jahren eine starke Wiederbelebung in seinem therapeutischen Einsatz erfahren (*Reinhardt* et al. 1982 b). Dies liegt in erster Linie daran, daß ein echtes „drug monitoring" über die Bestimmung der Serumspiegel (TDM) möglich geworden ist. Dabei kann zugrunde gelegt werden, daß in einem Serumspiegelbereich zwischen 8 und 20 mg/l eine gute Korrelation zwischen dem klinisch erwünschten Effekt und dem Serumspiegel gegeben ist (*Weinberger* u. *Bronsky* 1974; *Hendeles* u. *Weinberger* 1983). Ferner hat die Herstellung zahlreicher Retardpräparate die therapeutische Anwendung durch die nur zweimalige tägliche Verabreichung erleichtert. Durch die Retardierung werden zudem die Serumspiegelschwankungen zwischen Maximal- und Minimalspiegeln kleiner, so daß die Gefahr von Über- und Unterdosierungserscheinungen innerhalb der Dosierungsintervalle reduziert wird. Die Therapie mit Theophyllin und Theophyllinpräparaten hat jedoch zu berücksichtigen, daß die Pharmakokinetik großen intra- und interindividuellen Schwankungen unterliegt, die die therapeutische Einstellung u. U. schwierig gestalten. Dabei zeigt sich, daß insbesondere im Kindesalter eine Reihe von Besonderheiten zu berücksichtigen ist (*Richter* u. *Reinhardt* 1983; *Hendeles* u. *Weinberger* 1983).

7.1.2.1 Wirkungsmechanismus

Theophyllin hemmt die Phosphodiesterase, das abbauende Enzym des zyklischen AMP (*Pöch* u. *Umfahrer* 1976). Dieser Effekt führte zu der Annahme, daß die bronchodilatatorische Wirkung über eine Akkumulation von zyklischem AMP eingeleitet wird. Neben der direkten bronchodilatatorischen Wirkung kommt dem Theophyllin auch ein Effekt an der Mastzelle zu. Eine Steigerung des zyklischen AMP's in der Mastzelle bedingt eine Hemmung der Histaminfreisetzung und reduziert dadurch das allergische Potential der Bronchokonstriktion. Da jedoch eine Zunahme des intrazellulären Gehalts von cAMP in Mastzellen und Basophilen erst in hohen, supratherapeutischen Konzentrationsbereichen beobachtet wurde, wird die Phosphodiesterasehemmung als therapeutisches Prinzip in Frage gestellt. Theophyllin hemmt die durch Adenosin bedingte Freisetzung aus Mastzellen durch Kompetition an einem purinergen Rezeptor. Es wird daher von einigen Autoren angenommen, daß es seine Wirkung über eine Einflußnahme auf die modulatorische Funktion endogenen Adenosins bei der Mediatorfreisetzung ausübt (*Marquardt* et al. 1978). Theophyllin hat, genau wie die β-Sympathomimetika, eine Wirkung im akuten Asthmaanfall und beeinflußt präventiv das allergisch bedingte Asthma sowie das hyperreagible Bronchialsystem. Die Prävention des allergisch bedingten Asthmas geht dabei mit einer Hemmung der endogenen Histaminfreisetzung einher (*Reinhardt* et al. 1982 b).

7.1.2.2 Besonderheiten im Kindesalter und klinische Anwendung

Die Pharmakokinetik von Theophyllin unterliegt einer altersabhängigen Charakteristik (*Richter* u. *Reinhardt* 1983). Dabei entspricht die Halbwertszeit im Neugeborenenalter 30 h, fällt dann auf 4,4 h bei älteren Säuglingen und Kleinkindern ab und erreicht bei erwachsenen Nichtrauchern wieder 7 h. Diese Unterschiede dürften auf einer altersabhängigen Charakteristik der Theophyllinclearance beruhen. So konnte gezeigt werden, daß die Plasmaclearance im Kleinkindalter relativ hoch ist, um in einem Alter von 8–10 Jahren linear bis etwa zum 16. Lebensjahr auf Erwachsenenwerte abzufallen (*Ginchansky* u. *Weinberger* 1977; *Berdel* u. *Heimann* 1984). Die Altersabhängigkeit der Plasmaclearance von Theophyllin hat die unterschiedlichen Dosierungsempfehlungen für die einzelnen Lebensalter bestimmt. Dabei ändert sich die zur Erreichung optimaler Serumspiegel zwischen 8 und 20 mg/l notwendige Dosis aufgrund der altersabhängigen Pharmakokinetik insbesondere im Säuglingsalter (Abb. 11). Im Kleinkindalter beträgt nach dem amerikanischen Schrifttum die Theophyllinerhaltungsdosis zur Erreichung optimaler Serumspiegel 24 mg/kg/24 h, während sie bei Erwachsenen bei 16 mg/kg/24 h liegt. Nach unseren Erfahrungen liegen jedoch diese Empfehlungen eher in einem zu hohen Dosisbereich, so daß man für alle Altersstufen die angegebenen Richtdosen um 4 mg/kg/Tag reduzieren sollte (Tabelle 15 nach *Reinhardt* et al. 1982 b). Die Pharmakokinetik von Theophyllin scheint einem zirkadianen Rhythmus zu unterliegen. So konnten *Scott* et al. (1981) bei zweimaliger Gabe identischer Dosen eines Retardpräparates, die im Abstand von 12 Stunden an asthmatische Kinder verabreicht wurde, zeigen, daß die nächtlichen Serumspiegel signifikant niedriger als die Tagesspiegel lagen. Für

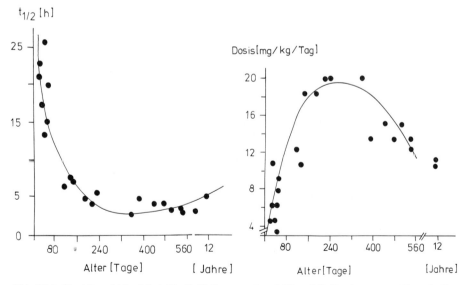

Abb. 15 A, B. Altersabhängigkeit für die Halbwertszeiten (t ½) und die Dosierung von Theophyllin. Es wurde aus Literatur und eigenen Daten die Dosis ermittelt, bei der der maximale und der minimale Theophyllinserumspiegel im therapeutischen Fenster zwischen 8 und 20 mg/l liegen. (Nach *Richter* u. *Reinhardt* 1982)

die Dosierung von Theophyllin ergibt sich daraus, daß die Abenddosis höher als die Morgendosis liegen sollte. Bei der Behandlung der obstruktiven Säuglingsbronchitis bleibt zu berücksichtigen, daß Theophyllin oftmals nur eine geringe Wirkung zeigt, wahrscheinlich bedingt durch die anders gearteten Mechanismen, die der obstruktiven Säuglingsbronchitis im Gegensatz zum Asthma bronchiale zugrundeliegen. Bei Früh- und Neugeborenen wird Theophyllin in erster Linie zur Behandlung primärer, prämaturer Apnoeanfälle eingesetzt. Hier ist bereits eine „Low-dose"-Therapie mit Dosen zwischen 2 und 4 mg/kg/Tag zur Unterdrückung der Apnoeanfälle ausreichend. In dieser Altersgruppe wird Theophyllin hauptsächlich zu Koffein metabolisiert, das für einen Teil der therapeutischen Wirksamkeit, aber auch für eine verminderte therapeutische Breite in dieser Altersgruppe verantwortlich zu sein scheint, da es eine lange Halbwertszeit (100 h) hat und somit akkumulieren kann. Aufgrund der unterschiedlichen Indikationsbereiche und der sich ändernden Pharmakokinetik innerhalb des Kindesalters ist die Therapie mit einer größeren Unsicherheit belastet. Aus diesem Grund sollten Kinder, die auf eine Asthmatherapie mit Theophyllin eingestellt werden, einem therapeutischen drug monitoring (TDM) unterworfen werden.

Im akuten Asthmaanfall stellt die intravenöse Applikation von Theophyllin die Therapie der ersten Wahl dar. Bei der intravenösen Injektion sollte dabei eine initiale Sättigungsdosis von 6 mg/kg verabreicht werden, die gefolgt wird von einer Dauerinfusion mit einer Erhaltungsdosis, die die Dosierungsrichtlinien für die einzelnen Lebensaltersklassen zu berücksichtigen hat (Tabelle 15).

Ein Vergleich der Halbwertszeiten und Eliminationskonstanten bei Kindern im Asthmaanfall und in der Remission konnte eine noch größere intraindividuelle Streuung im akuten Krankheitsstadium mit verlängerten Halbwertszeiten nachweisen. Hieraus ergibt sich die Konsequenz, daß auch im Asthmaanfall bei

Tabelle 15. Altersspezifische Kriterien für den Einsatz von Theophyllin

	Früh- und Neuge- borene	Säuglinge bis 2 Monate	Säuglinge ab 3 Monate	Kleinkinder und Schul- kinder	Erwachsene Nichtraucher	Erwachsene Raucher
Indikation	Apnoe- prophy- laxe	Apnoe- prophy- laxe	Obstruk- tive Bron- chitis	Asthma bronchiale	Asthma bronchiale	Asthma bronchiale
t 1/2 (h)	30,2 (14,4–58)	19,9 (12,6–29)	4,4 (0,8–8,6)	3,7 (1,4–7,9)	7,03 (5–9)	4,31
Dosisempfehlungen nach der amerika- nischen Literatur[a] mg/kg/Tag	2–4	6–8	20	24	14	18
Eigene Dosis- empfehlung mg/kg/Tag	2–4	6–8	12–15	16–18	10	14

[a] Nach *Wyatt* et al. (1978)

Nichtansprechen der Therapie ein therapeutisches drug monitoring durchgeführt werden sollte (*Arnold* et al. 1981).

Bei der oralen Applikation wird in der Regel die Initialdosis so gewählt, daß am Ende des ersten Applikationsintervalles die Serumkonzentration etwa den unteren Wert des therapeutischen Bereiches annimmt. Bei Verwendung eines Normalpräparates ist dies bei einer Dosis von 4 mg/kg der Fall, während bei Verwendung eines Retardpräparates dies mit einer Initialdosis von 7 mg/kg und einem Dosierungsintervall von 12 h möglich ist. Zur raschen Einstellung sollte während der ersten 2 Tage ein Normalpräparat, dann erst ein Retardpräparat appliziert werden. Bei jeder Verabreichung eines Retardpräparates muß darauf geachtet werden, daß möglichst eine mikroverkapselte Präparatform mit einer guten Galenik verwendet wird, denn zwischen den einzelnen auf dem Markt befindlichen Retardpräparaten bestehen z.T. große Unterschiede (*Richter* et al. 1981; *Hendeles* u. *Weinberger* 1983; *Schaefers* et al. 1984).

Unserer Meinung nach stellt das Theophyllin in der Prophylaxe des kindlichen Asthma bronchiale ein Antiasthmatikum der zweiten Wahl dar. Dies beruht in erster Linie auf der großen intra- und interindividuellen Streuung der Pharmakokinetik, die im Kindesalter noch größer erscheint als beim Erwachsenen. Hierdurch kommt es häufig zu unkontrollierbaren Nebenwirkungen, die, auch wenn sie leichterer Natur sind, das Vertrauen des Kindes bzw. seiner Eltern zum Arzt stören.

7.1.2.3 Unerwünschte Wirkungen

Wie andere unerwünschte Arzneimittelwirkungen auch, äußern sich die Nebenwirkungen von Theophyllin im Neugeborenen- und Säuglingsalter anders als bei größeren Kindern und Erwachsenen. Während bei jungen Kindern in erster Linie eine Hyperexzitabilität, Erbrechen und Krampfanfälle auf eine Intoxikation hinweisen, sind es bei älteren Kindern Unruhe, Übelkeit, gastrointestinale Beschwerden und Kopfschmerzen. In einer eigenen Studie zeigten von 43 untersuchten Kindern mit Asthma bronchiale 10 Kinder Nebenwirkungen in Form von Übelkeit und Kopfschmerzen bereits im therapeutischen Bereich von 8–20 mg/l, so daß bei 4 Kindern die Dosis reduziert und bei 4 weiteren die Therapie sogar abgebrochen werden mußte.

Diese Untersuchungen deuten darauf hin, daß neben dem drug monitoring über die Serumspiegel auch eine Kontrolle der klinischen Nebenwirkungssymptomatik erfolgen muß (*Reinhardt* u. *Becker* 1983). Eine Verminderung der Theophyllin-Clearance durch Erythromycin als bekannte Arzneimittelinteraktion (*LaForce* et al. 1981) und zirkadiane Schwankungen in der Kinetik von Theophyllin (*Scott* et al. 1981) unterstützen die Notwendigkeit der Kontrolle einer Theophyllintherapie durch ein therapeutisches drug monitoring (TDM).

7.1.3 Atropinabkömmlinge

Die Kaliberweite des Bronchialsystems unterliegt dem gegensinnigen Einfluß von Sympathikus und Parasympathikus. Während sympathische Reize durch

Stimulation der adrenergen β-Rezeptoren eine Bronchodilatation auslösen, verursachen parasympathomimetische Stimuli über muskarinartige Acetylcholinrezeptoren eine Bronchokonstriktion. So wird z.B. vago-vagalen Reflexen eine Hauptrolle bei der Unterhaltung eines hyperreagiblen Bronchialsystems zugesprochen. In der Therapie des Asthma bronchiale stellt daher auch die Anwendung von Parasympatholytika eines der therapeutischen Konzepte dar. Atropin hat wegen seiner Nebenwirkungen, die mit Akkommodationsstörungen und einer Hemmung der Schleimsekretion, einer Steigerung der Schleimviskosität und einer Abnahme der mukoziliaren Clearance einhergehen, nur bedingt Anwendung gefunden. Das Isomer eines der Isopropylderivate von Atropin, das Ipratropiumbromid, verursacht diese Nebenwirkungen erst in hohen Konzentrationen und hat darüber hinaus im Vergleich zu Atropin auch vornehmlich periphere Wirkungen, so daß es an therapeutischer Bedeutung gewonnen hat (Übersicht bei *Pakes* et al. 1980). Das gleiche scheint für ein weiteres Isomer, das Oxytropiumbromid, zu gelten.

7.1.3.1 Wirkungsmechanismus

Genau wie das zyklische AMP für die β-mimetischen Wirkungen, so soll das zyklische Guanosin-3',5'-Monophosphat als intrazellulärer Vermittler für die cholinergen Wirkungen am Bronchialsystem eine Rolle spielen. Dieser Effekt ist jedoch noch keineswegs gesichert, und von einigen Autoren wird vermutet, daß die Erhöhung des zyklischen GMP nur ein sekundäres Folgeereignis der Rezeptorstimulation darstellt (s. *Pakes* et al. 1980). Wahrscheinlich wird die Bronchokonstriktion unter dem Einfluß von Parasympathomimetika durch eine Erhöhung des transmembranären Ca^{2+}-Influxes in die glattmuskuläre Bronchialzelle bedingt. Eine kompetitive Blockade der muskarinartigen Acetylcholinrezeptoren durch Ipratropiumbromid bzw. Oxytropiumbromid hemmt diesen Kalziumeinstrom und löst dadurch eine Bronchodilatation aus.

7.1.3.2 Vergleich mit β-Sympathomimetika und klinische Anwendung

Die Wirkung von Ipratropium setzt gegenüber der von β-Sympathomimetika verzögert ein. Der Maximaleffekt hält jedoch über 6–8 h an (*Ruffin* et al. 1977). Während die β_2-Sympathomimetika eine stärkere Wirksamkeit beim allergisch bedingten Asthma zu haben scheinen, wird dem Ipratropium sowohl beim atopischen als auch beim nichtatopischen Asthma eine gleiche Effektivität zugesprochen (*Pakes* et al. 1980). Aufgrund der verzögerten Wirkung hat das Ipratropium im Asthmaanfall jedoch kaum einen Effekt. Sein Anwendungsbereich liegt daher in der Prophylaxe des Asthma bronchiale, auch im Kindesalter (*Mann* u. *Hiller* 1982). Beim Anstrengungsasthma hat es einen gewissen protektiven Effekt, der jedoch deutlich unter dem von β_2-Sympathomimetika liegt (*Stemmann* u. *Kosche* 1975). Aus den unterschiedlichen Angriffspunkten und den unterschiedlichen Wirkqualitäten ergab sich der hypothetische Ansatz für eine Wirkungssteigerung bei Kombination von β_2-Sympathomimetika und Ipratropiumbromid (Berodual® = Fenoterol plus Ipratropiumbromid). Nach den vorliegenden klinisch-pharmakologischen Studien muß angenommen werden, daß in der Anwendung der Kombination einige Vorteile bestehen können:

1. Die Wirkung der Kombination tritt, bedingt durch den β-sympathomimetischen Anteil, rascher ein als bei der Anwendung von Ipratropiumbromid alleine.

2. Verursacht durch Ipratropiumbromid hält die Wirkung länger an als sie bei einer alleinigen Therapie mit Fenoterol zu erwarten wäre.

3. Aufgrund der Studien zur klinischen Effektivität der simultanen Gabe der Einzelsubstanzen in einem Präparat muß davon ausgegangen werden, daß in 10–20% der Fälle mit einer additiven Wirkung zwischen den Komponenten zu rechnen ist.

4. Durch Reduktion des Fenoterols von normalerweise in einem Hub enthaltenden 0,2 mg auf 0,05 mg im Kombinationspräparat, können die subjektiven Nebenwirkungen des Fenoterols gesenkt werden. Dies und die geringe kardiale Effektivität des Ipratropiumbromids gestatten bei schweren Atemwegsobstruktionen eine Steigerung der Dosis—auch im Kleinkindalter—auf 6 × 2 Hübe pro Tag (s. *Nolte* u. *Lichterfeld* 1980).

Die wesentliche Indikation für die Anwendung des Ipratropiumbromids liegt trotzdem in der Kombinationstherapie mit anderen Antiasthmatika, insbesondere dann, wenn Nebenwirkungen von seiten der β-Sympathomimetika gegeben sind, und wenn die Therapie mit β-Sympathomimetika ausgereizt erscheint. Nach Untersuchungen von *Hodges* et al. (1981b) vermag Ipratropiumbromid offenbar bei einem großen Teil der Säuglinge mit einer obstruktiven Bronchitis eine Verminderung des Atemwegswiderstandes herbeizuführen. Da dieser Effekt bereits 10 min nach inhalativer Verabreichung einsetzt, scheint der Wirkungsmechanismus nicht so sehr in einer Hemmung der Schleimproduktion, sondern eher in einer Bronchodilatation begründet zu liegen.

7.1.3.3 Unerwünschte Wirkungen

Ipratropiumbromid wird gewöhnlich als Dosieraerosol in einer Dosierung von 4mal 2 Hüben verabreicht. Die üblichen Dosen werden gut toleriert und bedingen keine Nebenwirkungen. 20–30% der Patienten klagen lediglich über eine gewisse Trockenheit und einen schlechten Geschmack im Mund. Auch aufgrund dieses geringen Nebenwirkungspotentials scheint es als präventives Kombinationspräparat geeignet.

7.1.4 Dinatrium cromoglicicum (DNCG)

Mit der Einführung des Dinatrium cromoglicicum 1968 in England und 1970 in der Bundesrepublik Deutschland begann eine neue Epoche in der Therapie des Asthma bronchiale. Zahlreiche Studien haben in der Zwischenzeit die prophylaktische Wirksamkeit gegenüber dem allergischen, aber auch dem nichtallergischen Asthma und dem hyperreagiblen Bronchialsystem bestätigt (Übersicht bei *Altounyan* 1980, 1981; *Schultze-Werninghaus* 1981).

7.1.4.1 Wirkungsmechanismus

DNCG hat keine bronchodilatatorische Wirkung, keinen antiinflammatorischen Effekt und antagonisiert auch nicht die Wirkung von Histamin, Leukotrienen und anderen Mediatoren der Allergie. Wie In-vitro- und In-vivo-Untersuchungen zeigen konnten, besitzt DNCG eine „mastzellstabilisierende" Wirkung und hemmt dadurch präventiv die Degranulation der Zelle und die konsekutive Freisetzung der Mediatoren (*Morr* 1978). Trotz zahlreicher Untersuchungen ist jedoch bisher der genaue Wirkmechanismus noch weitgehend ungeklärt (Tabelle 16). Es bestehen einige experimentelle Hinweise, die vermuten lassen, daß dem DNCG eine Ca^{2+}-antagonistische Wirkung an der Mastzelle zukommt. Danach bildet DNCG mit Ca^{2+} ein Chelat, das an die Zellmembran, wahrscheinlich im Bereich der Ca^{2+}-Kanäle, gebunden wird. Neben der Chelatbildung soll der Ca^{2+}-Einstrom in die Zelle auch durch eine direkte Blockade der Ca^{2+}-Kanäle antagonisiert werden (*Mazurek* et al. 1980). Nach Befunden anderer Autoren phosphoryliert DNCG ein bestimmtes Protein in der Mastzelle, das für die Beendigung des Sekretionsvorganges und damit für die Restabilisierung der Zelle verantwortlich ist (*Theoharides* et al. 1980). DNCG hemmt jedoch nicht nur die mit einer Histaminfreisetzung einhergehenden IgE-vermittelten allergischen Reaktionen, sondern schützt auch vor einer durch verschiedene exogene

Tabelle 16. Postulierte Wirkungsmechanismen von Dinatrium cromoglicicum (DNCG)

Wirkort	Mechanismus	Literatur
Mastzelle	„Stabilisation" der Membran	*Sheard* u. *Blair* (1970) *Morr* (1978)
	Phosphorylierung eines Membranproteins (MG 78.000), das die Beendigung des Sekretionsvorgangs einleitet und zu einer Restabilisierung der Zelle über eine Verminderung des intrazellulären Ca^{2+}-Gehaltes führt	*Theoharides* et al. (1980)
	Hemmung der cGMP-Phosphodiesterase und dadurch konsekutiv Phosphorylierung eines Membranproteins (MG 78.000)	*Wells* u. *Mann* (1983) *Foreman* u. *Garland* (1976)
	Hemmung des Ca^{2+}-Fluxes durch Chelatbildung und Blockade der Ca^{2+}-Kanäle	*Mazurek* et al. (1980, 1983)
	Hemmung der Phospholipase A_2 und Hemmung des Arachidonsäurestoffwechsels	*Dawson* u. *Tomlinson* (1974) *Lavin* et al. (1976)
	Hemmung der cAMP-Phosphodiesterase	*Saeed* et al. (1980)
Bronchialmuskulatur	Direkte Wirkung auf die „irritant"-Rezeptoren Hemmung der Phosphodiesterase und dadurch Relaxation	*Harries* (1981)
„C-Fasern"	Hemmung der Impulsaktivität afferenter „C-Fasern" der „irritant"-Rezeptoren	*Dixon* et al. (1980)

Stimuli (Kälte, Hyperventilation, Anstrengung) verursachten Bronchokonstriktion, die nicht an eine Freisetzung von Histamin gebunden ist. Somit muß das DNCG über einen „mastzellstabilisierenden" Effekt hinaus noch andere Wirkungsmechanismen entfalten (Tabelle 16). Es wird vermutet, daß es auch einen direkten Effekt auf die glatte Bronchialmuskulatur und/oder auf die „irritant"-Rezeptoren und die über sie vermittelten vago-vagalen bronchokonstriktorischen Reflexe ausübt (*Harries* 1981). Diese möglichen Effekte scheinen durch Untersuchungen an Hunden, bei denen eine Verminderung der afferenten Impulsrate an C-Fasern von „irritant"-Rezeptoren nachweisbar war, bestätigt zu werden (*Dixon* et al. 1980). Inwieweit diese Wirkung jedoch spezifisch ist, müssen weitere Studien zeigen. Andere Befunde wiederum lassen vermuten, daß DNCG die Phospholipase A_2 und dadurch den Arachidonsäurestoffwechsel beeinflußt. Diese Hypothese basiert auf In-vitro-Experimenten, in denen DNCG die spezifische antigeninduzierte Freisetzung von SRS-A (Leukotrienen) hemmen konnte (*Dawson* u. *Tomlinson* 1974). Die durch β-Sympathomimetika bedingte „down regulation" der β-adrenergen Rezeptoren kann durch DNCG verhindert werden (*Reinhardt* et al. in Vorb.). Dieser permissive Effekt scheint dem der Glukokortikoide zu gleichen und beruht möglicherweise ebenfalls auf einer Hemmung der Phospholipase A_2 (s. Abb. 16, S. 74).

DNCG kann als Mittel der ersten Wahl für den prophylaktischen Einsatz bei der Behandlung des Asthma bronchiale angesehen werden. In zahlreichen offenen und doppelblinden Langzeitstudien konnte der protektive Schutz v. a. gegenüber atopischen, aber auch nichtatopischen Asthmaformen nachgewiesen werden (*Turner-Warwick* u. *Batten* 1972). Unumstritten ist dabei die gute Wirksamkeit von DNCG gegenüber dem Anstrengungsasthma.

Während β-Sympathomimetika nur die allergischen Sofort- und Glukokortikoide nur die verzögerten Immunreaktionen hemmen (Tabelle 17), unterdrückt

Tabelle 17. Pharmakologische Beeinflußbarkeit der Atemwegsreagibilität. (Modifiziert nach *McFadden* 1982)[a]

| Substanzen | Stimuli | | | | |
	Antigen Frühphase	Spätphase	Metacholin	Histamin	Anstrengung
Theophyllin	+	o	+	+	+
β-Sympathomimetika	++	o	++	++	++
Anticholinergika (Ipratropium)	o	o	++	+	±
DNCG	++	++	+	+	++
Ketotifen	+	+	+	+	?
Glukokortikoide	o	++	o	o	?

[a] Bei den angegebenen Effekten handelt es sich um Kurzzeitwirkungen. Über die Frage, inwieweit diese Effekte eine Stabilisierung des Bronchialsystems auf lange Sicht bewirken und wie sich das Wirkungsmuster bei Langzeitanwendung ändert, bestehen in der Literatur kaum Hinweise

DNCG sowohl die allergische Sofortreaktion als auch die verzögerte Reaktion. Aufgrund der Wirkung auf die verzögerten Immunreaktionen wirkt DNCG daher auch glukokortikoidsparend.

Entgegen den Ansichten, die in den Vereinigten Staaten weitgehend vertreten werden (*Leffert* 1980), ist DNCG beim allergisch bedingten Asthma und beim hyperreagiblen Bronchialsystem den bronchodilatatorischen Wirkprinzipien zumindest gleichwertig. Es zeigt keinen Gewöhnungseffekt und hat zudem eine geringere Nebenwirkungsquote. Bei Patienten, bei denen eine starke bronchokonstriktorische Asthmakomponente besteht, kann dem durch Verwendung einer Kombination (Aarane®, Allergospasmin® = DNCG + Reproterol) Rechnung getragen werden. Bei einem Asthma bronchiale mit bereits eingetretenen Sekundärveränderungen und bei chronisch obstruktivem Asthma ist die präventive Wirkung von DNCG gering (*Schultze-Werninghaus* u. *Schwarting* 1974).

7.1.4.2 Besonderheiten im Kindesalter und klinische Anwendung

Die Therapieerfolge mit DNCG scheinen im Kindesalter größer zu sein als im Erwachsenenalter (*Bernstein* et al. 1972). Dies liegt v. a. daran, daß im Kindesalter häufiger Allergien eine Rolle als Ursache des Asthmas spielen, und bereits aufgetretene Sekundärerscheinungen an Bronchien und Lunge geringer sind. Wegen der geringen Nebenwirkungen kommen Überdosierungserscheinungen beim reinen DNCG kaum vor. Spezielle pädiatrische Dosisanweisungen brauchen nicht beachtet zu werden. DNCG liegt zur Verabreichung in verschiedenen Applikationsformen vor: so kann es einmal in Form von Pulver über einen Spinhaler® inhaliert werden, andererseits steht jedoch auch ein Dosieraerosol zur Verfügung. Erfahrungsgemäß wird die Technik des Inhalierens von Pulver von jüngeren Kindern besser beherrscht als die des Dosieraerosols. Dabei ist es möglich, mit einem gezielten Training auch 3jährigen Kindern die Pulverinhalation beizubringen (*Geller-Bernstein* u. *Sneh* 1980). Da das reine DNCG, wenn es als Trockenpulver über einen Spinhaler inhaliert wird (20 mg DNCG/Kapsel), bei der Inhalation zuweilen zu einer kurzfristigen Bronchokonstriktion über einen unspezifischen irritativen Effekt bei zugrundeliegendem hyperreagiblen Bronchialsystem führt, wurde in einem Kombinationspräparat dem DNCG als Kongestivum das schnellwirksame β-Sympathomimetikum Isoprenalin in einer geringen Konzentration zugegeben (Intal compound® enthält 20 mg DNCG und 0,1 mg Isoprenalin/Kapsel). Die Auswahl von Isoprenalin hat — obwohl es unselektiv wirkt — den Vorteil eines schnellen Wirkungseintritts, einer guten Verträglichkeit mit DNCG und einer guten Toleranz beim Patienten. Durch diese Kombination wird nicht nur die von manchen Kindern empfundene unangenehme Wirkung eines initialen Hustens bei der Inhalation verhindert, sondern die Kombination scheint auch, zumindest beim chronischen Asthma, der alleinigen Therapie mit DNCG überlegen zu sein (*Dickson* 1970a; *Gillard* et al. 1978; *Turner-Warwick* u. *Batten* 1972). Aufgrund der guten Akzeptanz durch die Kinder bevorzugen wir meistens bei der initialen DNCG-Therapie die direkte Anwendung dieses Kombinationsmittels. Seit kurzem ist auch ein Präparat auf dem Markt, das in einer Dosieraerosolform neben dem DNCG das β_2-Sympathomimetikum Reproterol enthält (Aarane®-Fisons, Allergospasmin®-Homburg).

Dieses Mittel hat den Vorzug, daß es aufgrund der beiden Kombinationsanteile nicht nur protektiv, sondern auch kurativ im Asthmaanfall wirkt. Da die maximale Wirkungsdauer von DNCG bei 4–6 h liegt, beträgt die Dosierung von DNCG im Kindesalter 4mal 1 Kapsel pro Inhalation pro Tag, und für das Dosieraerosol 4mal 2 Hübe pro Tag.

7.1.4.3 Unerwünschte Wirkungen

Nebenwirkungen treten bei der Anwendung von DNCG ausgesprochen selten auf und bestehen in erster Linie in einer irritativen Wirkung bei Inhalation des Pulvers, die aber bei Verwendung von DNCG plus Isoprenalin (Intal comp®) oder DNCG-Dosieraerosol umgangen werden kann. Daher scheint DNCG bei einem Vergleich mit anderen Substanzen wie dem Theophyllin in der therapeutischen Steuerbarkeit einige große Vorteile zu haben. In etwa 1–2% der Fälle kommt es zu einem leichten Pruritus, papulösen Dermatitiden, einer Myositis oder einer Gastroenteritis, wobei diese Begleitsymptome voll reversibel sind (*Settipane* et al. 1979). Einzelkasuistiken berichten von urticariellen Exanthemen und pulmonalen Infiltrationen mit einer Eosinophilie, die als allergische Nebenwirkungen gedeutet werden (s. *Schultze-Werninghaus* 1981).

7.1.5 Ketotifen

Ketotifen ist ein trizyklisches Benzocycloheptathiophenderivat, das seit seiner Einführung im Jahre 1978 in der Prophylaxe des Asthma bronchiale Anwendung findet.

7.1.5.1 Wirkungsmechanismus

In experimentellen Tierstudien wurde ein H_1-antihistaminerger, phosphodiesterasehemmender und „Mastzell-stabilisierender" Effekt nachgewiesen (*Martin* u. *Römer* 1978). Neuere Untersuchungen (*Bretz* et al. 1982), die ebenfalls an Tiermodellen durchgeführt wurden, konnten nachweisen, daß Ketotifen die durch β-Sympathomimetika verursachte Tachyphylaxie präventiv verhüten konnte. Ein permissiver Effekt auf die adrenergen β-Rezeptoren wird diskutiert. Inwieweit jedoch dieser Effekt auch am Menschen eine Rolle spielt, ist noch völlig ungeklärt. In einer elektronenoptischen Studie an eosinophilen Granulozyten von Patienten mit einer Kuhmilchallergie ließ sich zeigen, daß die Vorbehandlung dieser Zellen mit Ketotifen die nach Kuhmilchkontakt auftretende Zerstörung der eosinophilen Granula aufheben konnte. Die Autoren vermuten, daß dieser Effekt auf einer Hemmung des zytotoxischen basischen Proteins beruht (*Podleski* et al. 1984). Die Untersuchungen zum Wirkungsmechanismus von Ketotifen sind jedoch z.T. über ein experimentelles Stadium noch nicht hinaus gekommen, so daß die klinische Relevanz der verschiedenen Angriffspunkte noch umstritten ist.

Über die prophylaktische Anwendung von Ketotifen bei Kindern liegt mittlerweile eine umfangreiche Literatur vor (*Groggins* et al. 1981; *Klein* et al.

1981; *Simons* et al. 1982). Dabei besteht Übereinstimmung, daß Ketotifen bereits bei einer Kurzzeitanwendung einen Schutz gegenüber einem allergisch induzierten Asthma bronchiale bietet (*Simons* et al. 1982). Die Effektivität scheint der des DNCG zu gleichen (*Schuhl* u. *de Cuesta* 1981). Darüber hinaus ist auch eine prophylaktische Wirkung beim hyperreagiblen Bronchialsystem beschrieben (*Mattson* et al. 1979; *Girard* 1981). Dagegen ist die Effizienz gegenüber dem Anstrengungsasthma umstritten (Tabelle 17). Positiven Berichten (*Wüthrich* u. *Radielovic* 1978) stehen neuere Arbeiten gegenüber, in denen keine Wirksamkeit berichtet wird (*Kennedy* et al. 1980). Bei der Beurteilung der Effektivität von Ketotifen gegenüber dem Anstrengungsasthma spielt sicherlich auch die Therapiedauer eine Rolle, da erfahrungsgemäß der volle therapeutische Effekt erst nach Tagen bis Wochen erreicht wird. Solange die Frage nach dem Einfluß der Behandlungsdauer auf den Therapieerfolg nicht geklärt ist, müssen weitere Kurz- und Langzeitdoppelblindstudien bei kindlichen Asthmatikern mit Anstrengungsasthma abgewartet werden, bevor eine abschließende Beurteilung möglich ist.

7.1.5.2 Besonderheiten im Kindesalter und klinische Anwendung

Bei Kindern unter 3 Jahren ist die Applikation von DNCG über einen Spinhaler oder als Dosieraerosol nur sehr schwer möglich. In diesen Fällen stellt sicherlich die orale Applikation eines Allergieprophylaktikums eine gute Alternative dar. Ferner hat Ketotifen die von H_1-Antihistaminika bekannte Schutzwirkung gegenüber einer Pollinosis, so daß es bei Kindern und Erwachsenen mit einer allergischen Polysymptomatik sehr gut angewendet werden kann. Die zweimalige Applikation pro Tag stellt eine geringe Anforderung an die Compliance. Es muß jedoch berücksichtigt werden, daß zwar die Wirksamkeit gegenüber dem atopisch bedingten Asthma mit der des DNCG zu vergleichen ist (*Schuhl* u. *de Cuesta* 1981; *Simons* et al. 1982), daß aber das nichtatopische Asthma wohl kaum beeinflußt wird. Die für Erwachsene angegebenen Dosierungsempfehlungen liegen bei 0,02 mg/kg KG/Tag. Nach Untersuchungen von *Urbanek* u. *Klein* (1980) führen diese Dosen — auf das Kindesalter angewendet — zu keiner ausreichenden Wirkung, so daß bei Kindern die Dosis auf durchschnittlich 0,03mg/kg KG pro Tag festgelegt werden sollte.

7.1.5.3 Unerwünschte Wirkungen

Da bei Kindern zur Erreichung des therapeutischen Effektes bezogen auf das Körpergewicht offensichtlich größere Dosen erforderlich sind, werden auch häufiger unerwünschte Wirkungen beobachtet. Bei einem Teil der Patienten kommt es, wie bei der Medikation mit H_1-Antihistaminika, zu einer gewissen Müdigkeit und Konzentrationsschwäche, die aber nach einigen Tagen bis Wochen in den meisten Fällen verschwindet (*Urbanek* u. *Klein* 1980). Bei einigen der von uns auf Ketotifen eingestellten Patienten wurde uns von den Müttern mitgeteilt, daß die Leistungen der Kinder in der Schule wegen größerer Konzentrationsschwierigkeiten nachgelassen hatten, so daß trotz einer guten therapeutischen Wirksamkeit die Therapie abgebrochen werden mußte. Aufgrund der

Strukturähnlichkeit mit dem Periactinol kann das Ketotifen auch eine appetitstei-
gernde Wirkung entfalten, was bei einigen Kindern zuweilen eine deutliche
Gewichtszunahme bedingt. Man sollte daher bei einer Langzeittherapie nicht
versäumen, eine Gewichtskontrolle durchzuführen, und die Eltern der Kinder
bzw. die Kinder selbst nach dem Appetit und nach der Konzentrationsfähigkeit
zu fragen. Ein gelegentlich geringerer systolischer Blutdruckabfall oder eine
geringe Steigerung der Herzfrequenz unter einer Langzeittherapie verursachen
nur selten klinische Symptome.

7.1.6 Glukokortikoide

Die Glukokortikoide werden seit nunmehr über 30 Jahren sowohl in der
Therapie des akuten Status asthmaticus als auch in der Prophylaxe schwerer,
chronischer Formen des Asthma bronchiale angewendet. Dennoch ist ihr
Wirkungsmechanismus noch weitgehend unklar. Ihre Anwendung ist zudem mit
einer Reihe von Nebenwirkungen behaftet, so daß die Therapie strenge Indika-
tionskautelen zu berücksichtigen hat. Durch die Synthese der bereits erwähnten
Arzneimittel und ihre kombinierte Anwendung sowie durch die Synthese lokal
applizierbarer Glukokortikoide, speziell für die Therapie des Asthma bronchiale, kann die Anwendung einer langdauernden systemischen Glukokortikoidtherapie im Kindesalter meist auf wenige Kinder mit schweren Asthmaformen
beschränkt bleiben. Eine Übersicht über das pharmakologische Profil einiger
systemisch verwendeter Glukokortikoide gibt die Tabelle 3 im Anhang.

7.1.6.1 Wirkungsmechanismus

Die bekannte antiinflammatorische Wirkung der Glukokortikoide, die auch ihre
Anwendung beim Asthma bronchiale begründet, ist unspezifisch und betrifft
sowohl die Wirkung gegenüber immunologischen als auch gegenüber nichtimmu-
nologischen Stimuli. Der Mechanismus der antiinflammatorischen Wirkung
basiert auf folgenden Angriffspunkten (Tabelle 18):

Tabelle 18. Mögliche Wirkungsmechanismen von Glukokortikoiden beim Asthma bronchiale.
(Modifiziert nach *Shapiro* 1983)

1. Einfluß auf das adrenerge System	– Zunahme der Zahl der adrenergen β-Rezeptoren – Zunahme der Adenylcyclaseaktivität – Abnahme der Phosphodiesteraseaktivität – Abnahme der Aktivität des cyclischen GMP
2. Einfluß auf die Leukozytenaktivität	– veränderte Migrationsfähigkeit – Zerstörung von spezifischen Zelltypen – Beeinflussung der Zytotoxizität
3. Einfluß auf die Entzündungsmediatoren	– Stabilisierung der Lysosomen – Abnahme der Histaminwirkung – Abnahme der Kininwirkung – Abnahme der Arachidonsäuremetabolite

1. Glukokortikoide hemmen die Kapillarpermeabilität und führen dadurch zu einer Verminderung des Austritts von Flüssigkeit und Eiweiß in das Entzündungsgebiet.

2. Sie stabilisieren die Membranen von Lysosomen und führen dadurch zu einer verminderten Freisetzung lysosomaler Enzyme.

3. Unter ihrem Einfluß wird die Chemotaxis neutrophiler Granulozyten und die Migration von Neutrophilen und Monozyten in den Bereich der Entzündung verhindert. Nach Gabe von Glukokortikoiden kommt es zu einer Neutrophilie, einem Abfall der Eosinophilen, der Lymphozyten und Monozyten im Blut, wahrscheinlich bedingt durch ein Rückverteilungsphänomen der Zellen in andere Körperkompartimente.

4. Die Antigenantikörperinteraktion wird durch die Glukokortikoide nicht beeinflußt. Darüber hinaus haben sie auch keinen Effekt auf die Antikörperbildung selbst. Sie beeinflussen jedoch die allergische Entzündung. Diese Wirkung basiert auf den erwähnten unspezifischen Effekten, hat darüber hinaus aber auch sicherlich weitere Ursachen. So scheinen sie den „migratory inhibiting factor (MIF)" zu antagonisieren, der nach Antigenkontakt mit sensibilisierten Lymphozyten bei verzögerten allergischen Reaktionen vom Typ IV freigegeben wird. Sie unterdrücken die verzögerte Immunreaktion durch eine Hemmung der Bildung von Monozyten und Makrophagen über sensibilisierte T-Lymphozyten. Dieser Effekt ist wahrscheinlich auch mitverantwortlich für die gesteigerte Infektanfälligkeit unter einer Glukokortikoidtherapie.

5. Über diese antiinflammatorischen Effekte hinaus haben die Glukokortikoide auch spezifische Wirkungen beim Asthma bronchiale. So ließ sich in einer Reihe von Untersuchungen nachweisen, daß die Wirkungen der β-Sympathomimetika auf unterschiedliche Funktionssysteme unter dem Einfluß von Glukokortikoiden eine Steigerung erfahren. Von *Rebuck* u. *Read* (1971) konnte gezeigt werden, daß auch die bronchospasmolytische Wirkung inhalativer Sympathomimetika nach Gabe von Steroiden gesteigert wird.

Diese Effekte scheinen auf einer Erhöhung der Zahl adrenerger β-Rezeptoren zu beruhen. So konnte an menschlichen Lungenzellkulturen, an denen die β-Rezeptoren irreversibel durch einen kovalenten β-Rezeptor-Antagonisten blockiert waren, Hydrokortison dosisabhängig die Zahl der adrenergen β-Rezeptoren steigern. Hieraus kann gefolgert werden, daß die Glukokortikoide nicht die inaktivierten Rezeptoren reaktivieren, sondern die Synthese von neuen adrenergen β-Rezeptoren induzieren (*Fraser* u. *Venter* 1980). Die Ergebnisse dieser Untersuchungen konnten wir an Lymphocyten von asthmatischen Kindern, die über einen längeren Zeitraum mit Glukokortikoiden behandelt worden waren, bestätigen: gegenüber der glukokortikoidbehandlungsfreien Periode war unter der Medikation die Zahl der adrenergen β-Rezeptoren signifikant angestiegen. Die permissive Wirkung der Glukokortikoide beim Asthma bronchiale scheint somit sowohl nach den experimentellen als auch nach den klinischen Daten auf einer Steigerung der β-adrenergen Effektivität zu beruhen (*Reinhardt* et al. 1983).

Ein Teil der verschiedenen Wirkungsmodi der Glukokortikoide wird durch eine intrazelluläre Induktion der Proteinsynthese bedingt. Die Glukokortikoide reagieren innerhalb der Zelle mit einem spezifischen Rezeptorprotein. Der

Rezeptor-Kortikoid-Komplex wandert dann zum Zellnukleus, wo er an spezifische Rezeptorstellen des nukleären Chromatins gebunden wird. Dadurch wird die Transskription der DNS durch die Bildung einer spezifischen messenger-RNS (mRNS) induziert. Die mRNS wird zu den Ribosomen des Zytoplasmas transportiert und vermittelt hier die Synthese neuer Proteinmoleküle, über die die verschiedenen Wirkungen im Zielorgan gesteuert werden (s. *Reinhardt* 1985). Möglicherweise basieren die meisten der in Tabelle 18 aufgeführten Effekte auf einem einheitlichen Mechanismus (Abb. 16).

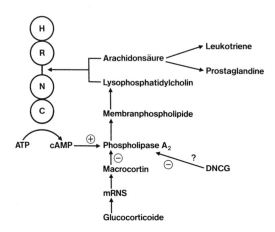

Abb. 16. Möglicher Wirkmechanismus der Glukokortikoide beim Asthma bronchiale.
Glukokortikoide hemmen die Phospholipase A_2. Dadurch wird die Bildung von Lysophosphatidylcholin und Arachidonsäure reduziert. Dies bedingt eine Verminderung der Entkopplung des β-adrenergen Rezeptors (R) von der Adenylcyclase (C), d. h. es werden weniger Hormon- bzw. Substanz-Rezeptor-Komplexe in das Zellinnere internalisiert und damit nimmt die Zahl der Rezeptoren an der Zelloberfläche zu. Gleichzeitig wird über die Drosselung des Arachidonsäurestoffwechsels die Leukotrien- und Prostaglandinsynthese vermindert

So führt die Bildung der messenger-RNS zur Synthese der Proteine Macrocortin und Lipomodulin, die die Phospholipase A_2 hemmen. Das Enzym Phospholipase A_2 bedingt die Bildung von Arachidonsäure, aus der die Prostaglandine im Cyclooxygenaseweg und die Leukotriene im Lipooxygenaseweg gebildet werden (s. Abb. 2). Eine Hemmung dieses Enzyms würde somit über eine Reduktion der Bildung von Arachidonsäuremetaboliten auch den Effekt der Glukokortikoide auf das Schleimhautödem, die Dyskrinie und den Bronchospasmus erklären.

Unter In-vitro-Bedingungen konnte gezeigt werden, daß die durch β-Sympathomimetika bedingte Desensibilisierung der β-Rezeptoren mit einer Aktivierung der Phospholipase A_2 einherging (*Hirata* et al. 1980). Es wird vermutet, daß die Aktivierung der Phospholipase A_2 zu einer vermehrten Bildung von Lysophosphatidylcholin führt, das den Agonist-β-Rezeptorkomplex von der Adenylcyclase entkoppelt und so den Vorgang der „down regulation", d. h. Desensibilisierung der β-Rezeptoren einleitet (*Mallorga* et al. 1980). Eine Hemmung der Phospholipase A_2 durch die Glukokortikoide kann diesen Vorgang rückgängig machen und so eine Wiederansprechbarkeit des β-adrenergen Systems einleiten (Abb. 16).

7.1.6.2 Klinische Wirksamkeit der Glukokortikoide

Glukokortikoide wirken in erster Linie beim chronischen Asthma und bei der chronisch obstruktiven Bronchitis. Obwohl generell hochdosiert im akuten Asthmaanfall und im Status asthmaticus eingesetzt, ist ihre Wirksamkeit hier nach wie vor umstritten. Dies liegt daran, daß unter den Bedingungen einer lebensbedrohlichen Situation, wie ihn der Status asthmaticus darstellt, kontrollierte Studien nicht durchgeführt werden können. Die wenigen Studien, die vorliegen, widersprechen sich: während von einigen Autoren weder nach einer Einzelinjektion noch unter einem intravenösen oder oralen Glukokortikoidtherapieregime eine klinische Besserung beobachtet wurde (*McFadden* et al. 1976; *Kattan* et al. 1980), konnten andere Autoren bei Patienten im Status asthmaticus, die zusätzlich zu β-Sympathomimetika Glukokortikoide erhielten, eine schnellere Besserung der klinischen Symptomatik als unter einer alleinigen Gabe von β-Sympathomimetika nachweisen (*Loren* et al. 1980; *Fanta* et al. 1982).

Wie immer jedoch die Diskussionen über dieses Thema geführt werden, niemand wird Patienten im akuten Status asthmaticus Glukokortikoide vorenthalten, wenn er ihren Nutzen als möglich ansieht.

Das hyperreagible Bronchialsystem und das Anstrengungsasthma sind durch Glukokortikoide nicht protektiv zu beeinflussen. Wenn man somit die Indikationen für die intravenöse und die orale Therapie zusammenfaßt, so scheint ihr Einsatz unter folgenden Umständen notwendig:

1. Im akuten Asthmaanfall und im Status asthmaticus.

2. Als Kurzzeittherapie bei Exazerbation eines chronischen Asthmas, die mit Bronchodilatatoren und Sekretolytika nicht aufzufangen ist. Dies ist häufig im Rahmen von Infekten der Fall.

3. Bei chronischem Asthma, das durch die Kombination anderer Antiasthmatika therapeutisch nicht einzustellen ist und/oder bei übermäßig starkem Verbrauch von β-Sympathomimetika, der bereits zu erheblichen kardialen Nebenwirkungen geführt hat. Hier ist eine Langzeiterhaltungstherapie angezeigt.

Die Dosierung im akuten Anfall richtet sich nach dem Schweregrad, ist jedoch weitgehend subjektiven Erfahrungswerten unterworfen. Eine initial hohe Dosis (2–3 mg Prednisolon/kg KG) sollte gefolgt werden von 3–4–5 Dosen über die nächsten 24 Stunden. Die Folgedosen sollten sich nach dem Schweregrad der Atemwegsobstruktion richten und 7 mg Prednisolon/kg KG/24 h nicht überschreiten. Häufig applizierte Dosen scheinen keinen Vorteil gegenüber längeren Injektionsintervallen zu bringen, zumal der Maximaleffekt der Glukokortikoide erst nach 6 Stunden erreicht wird. Wenn diese „high dose"-Therapie nicht länger als 3 Tage dauert, kann die Therapie sofort abgebrochen werden, während bei einer Therapie zwischen 3 und 10 Tagen und einer Besserung der Symptomatik so vorgegangen wird, daß die Dosis täglich um 30–50% der Dosis des Vortages reduziert wird, bis schließlich eine Erhaltungsdosis von 10 mg Prednisolon oder Prednison erreicht ist (*Reinhardt* 1980c). Bei Patienten, die einer Langzeiterhaltungstherapie bedürfen, sollte man darauf achten, daß man ein Steroid mit einer kurzen Halbwertszeit wählt, und daß man ferner den Dosierungszeitpunkt möglichst in die Morgenstunden verlegt. Eine Suppression der Hypophysennebennierenachse wird nicht nur durch die Höhe der Dosis, sondern auch durch die Dauer der Therapie bestimmt. Dabei scheint eine Nebennierenrindenatrophie bei Kindern, die Glukokortikoide für weniger als 7 Tage erhalten haben, nicht vorzukommen (*Eberlein* et al. 1967).

Es wurde vermutet, daß Glukokortikoide einschließlich des Cortisols bei Kindern mit Asthma bronchiale einer beschleunigten Metabolisation unterliegen und somit ein erhöhter Glukokortikoidbedarf vorliegt. Wie Untersuchungen zur Pharmakokinetik des Prednisons und des Prednisolons jedoch vor kurzem nachweisen konnten, bestand bei asthmatischen Kindern und einer altersgleichen Kontrollgruppe bezüglich der Halbwertszeiten, der Verteilungsvolumina und der Proteinbindungen der beiden Kortikoide kein Unterschied (*Rose* et al. 1980).

Eine alternierende Therapie mit der morgendlichen Gabe von Prednison oder Prednisolon alle 48 h kann versucht werden, ist jedoch in der Erhaltungstherapie des Asthma bronchiale im Gegensatz zu anderen Erkrankungen, z. B. dem nephrotischen Syndrom, nur selten erfolgreich (*Reinhardt* 1980c). Auf jeden Fall sollte die Steroiddosis versuchsweise vorsichtig unter den Schwellenwert für den Hypophysensuppressionseffekt reduziert werden.

Mit der Einführung lokal applizierbarer Glukokortikoide wie dem Beclomethason kann häufig die systemische Gabe von Glukokortikoiden eingespart, wenn nicht sogar ganz überflüssig gemacht werden. (Tabelle 19). Mit Beclomethasondosen, die selbst keine endokrinen Störungen hervorrufen, kann man 5–10 mg Prednisolon ersetzen (*Vlasses* et al. 1981). Die inhalative Verabreichung von Beclomethason hat keinen Einfluß auf das Wachstum von Kindern und beeinflußt die Hypophysennebennierenachse nur dann, wenn hohe Dosen über einen langen Zeitraum gegeben werden (*Graff-Lonnevig* u. *Kraepelien* 1979). Ein neueres topisches Glukokortikoid, das eine höhere antiinflammatorische bei

Tabelle 19. Ersatz oraler Glukokortikoide durch Beclomethason bei Kindern mit steroidabhängigem Asthma. (Modifiziert nach *Brogden* 1983)

Literatur	Zahl der Patienten	Dosis (μg/Tag)	Therapie-dauer (Monate)	%, die keine systemische Therapie mehr benötigen	Einfluß auf die Lungen-funktion
Godfrey u. *König* (1974)	26	100–800	20	94	–
Francis (1976)	15	100–300	36	–	Besserung in 64%
Graff-Lonnevig u. *Kraepelien* (1979)	31	400	16–40	–	Besserung
Scherr et al. (1980)	56	384 (mittl. Dosis)	4	94	Besserung
Brown et al. (1980)	48	200–600	24–96	85	Besserung in 73%
Rao et al. (1982)	9	400–800	36	55	–

einer geringeren systemischen Wirksamkeit als das Beclomethasondipropionat zu haben scheint, ist das Budesonid. Es unterliegt einem First-pass-Effekt, daher sind die durch orale Aufnahme erreichten Serumkonzentrationen niedriger und damit die systemischen Wirkungen geringer als die anderer topischer Glukokortikoide (s. *Clissold* u. *Heel* 1984). Wegen der geringeren Nebenwirkungen empfiehlt sich auch bei bestehender Glukokortikoidbedürftigkeit die kombinierte alternierende Anwendung einer systemischen und einer inhalativen Therapie, so daß an einem Tag Prednison/Prednisolon, am anderen Tag Beclomethason verabreicht wird.

7.1.6.3 Besonderheiten im Kindesalter

Die Therapie des akuten Status asthmaticus im Kindesalter folgt den gleichen Prinzipien wie beim Erwachsenen, wesentliche Rücksicht auf die Dosierung braucht man nicht zu nehmen. Grundsätzlich kann gesagt werden, daß unter kurzfristig hohen Dosen Nebenwirkungen nicht zu erwarten sind. Bei obstruktiven Bronchitiden im Säuglingsalter und bei einem Kleinkindasthma sind Glukokortikoide wegen der Unwirksamkeit von β-sympathomimetischen Wirkprinzipien neben den Sekretolytika häufig das Mittel der ersten Wahl. Aufgrund einer Zunahme der Zahl adrenerger β-Rezeptoren unter dem Einfluß von Glukokortikoiden ist jedoch bei Säuglingen und Kleinkindern ein kombinierter Versuch von Glukokortikoiden und β-Sympathomimetika angezeigt. Bedingt durch diesen möglichen additiven Effekt ist zuweilen auch eine schnellere Reduktion der Glukokortikoiddosis möglich. Das gleiche gilt auch für das Asthma des späteren Kindesalters.

Da ein chronisch-obstruktives Asthmasyndrom im Kindesalter seltener ist als im Erwachsenenalter, ist eine systemische Langzeittherapie mit Glukokortikoiden beim kindlichen Asthma nur sehr selten erforderlich.

7.1.6.4 Unerwünschte Wirkungen

Die Glukokortikoide verursachen eine Reihe von ernsten Nebenwirkungen, die allerdings nahezu ausschließlich auf eine längere Anwendung zurückzuführen sein dürften (s. *Swartz* u. *Dluhy* 1978; *Fass* 1979; *Reinhardt* 1980c). Während einige Nebenwirkungen wie eine hypokaliämische Alkalose, ein Pseudotumor cerebri und/oder ein Glaukom schon nach wenigen Wochen auftreten können, werden andere, zu denen eine aseptische Knochennekrose, ein subkapsulärer Katarakt, aber auch eine Wachstumsretardierung gehören, erst nach monatelanger Anwendung beobachtet (Tabelle 19). Im Kindesalter ist die Wachstumsretardierung bei einer Langzeittherapie eine besonders gefürchtete Nebenwirkung. Verantwortlich gemacht werden hierfür eine Hemmung der Freisetzung des Wachstumshormons, eine Suppression der Somatomedinsynthese und eine verminderte Ansprechbarkeit der peripheren Somatomedinrezeptoren. Dabei scheint einer Somatomedinsuppression die Hauptrolle zuzukommen (s. *Reinhardt* im Druck). Generell kann man davon ausgehen, daß eine Dosis von weniger als 3 mg Prednison pro m^2 Körperoberfläche für weniger als 3 Monate keinen Einfluß auf das Wachstum hat.

Tabelle 20. Mögliche Nebenwirkungen der Glukokortikoide. (Nach *Rimsza* 1978; *Reinhardt* 1985; *Cochrane* 1983)

Nebenwirkungen, die plötzlich und bereits nach einer Kurzzeittherapie auftreten können	Nebenwirkungen, die nach einer Langzeittherapie auftreten
– Pseudotumor cerebri	– Zerebrale Atrophie
– Psychose (Dysphorie, Euphorie)	– Subkapsulärer Katarakt
– Glaukom	– Wachstumshemmung
– Pankreatitis	– Osteoporose
– Ulcus pepticus	– Aseptische Knochennekrose
– Proximale Myopathie	– Cushing
– Hypokaliämische Alkalose	– Hyperlipidämie
– Hypertonie	– Suppression der Hypophysen-Nebennierenachse
– Diabetes mellitus	
– Hyperosmolares nichtketotisches Koma	– Verminderung der Immunantwort als Ursache für rezidivierende Infektionen

Die lokal applizierbaren Glukokortikoide verursachen kaum Nebenwirkungen. Zuweilen wird ein Mundsoor (7,5%) oder auch eine auffällige Heiserkeit (3,2%) beobachtet (*Cooper* u. *Grant* 1977). Um diese Nebenwirkungen zu vermeiden, sollte nach jeder Inhalation mit etwas Flüssigkeit nachgespült werden.

7.1.7 Sekretolytika

Der gedankliche Ansatzpunkt für eine Therapie mit Sekretolytika besteht darin, daß einer der 3 ursächlichen Faktoren, die mit unterschiedlicher Wertigkeit die Bronchialobstruktion bestimmen, in einer ödematösen Schwellung der Bronchialschleimhaut und einer Dyskrinie bzw. Hyperkrinie besteht. Durch eine Veränderung der Schleimquantität und -qualität ist somit die Möglichkeit

Tabelle 21. Postulierte Wirkungsmechanismen der Mukokinetika/Mukolytika

Substanzen	A	B	C	D	E
Flüssigkeit	x				
Hypertonische Kochsalzlösung	x				
Bromhexiton		x			
Ambroxol		x	x	x	x
S-Carboxymethylcystein		x	x		
N-Acetylcystein		x			
Kalium jodatum		x			
β-Sympathomimetika				x	
Theophyllin				x	

A Verdünnungseffekt, *B* Disulfid-Brückenspaltung des Sputums, Herabsetzung der Viskosität, *C* Einfluß auf die Mukussynthese, *D* Zunahme der Zilienflimmerfrequenz, *E* Beeinflussung der Surfactantsynthese

gegeben, einige der an der Atemwegsobstruktion beteiligten Faktoren zu beeinflussen (*Lanser* u. *von Wichert* 1979).

Der Angriffspunkt dieser Substanzen, die im wesentlichen durch Bromhexiton, Ambroxol, N-Acetylcystein und S-Carboxymethylcystein repräsentiert werden, liegt in einer Veränderung des Schleims auf physikochemischer und biochemischer Ebene. Neben einer Verflüssigung durch eine Disulfidbrückenspaltung des Sputums sind ein direkter Einfluß auf die Mukussynthese, eine Zunahme der Zilienflimmerfrequenz sowie eine direkte Beeinflussung der Surfactantsynthese beschrieben worden (Tabelle 21).

Die einfachste Möglichkeit, eine Sekretolyse herbeizuführen, besteht in einer Verdünnung des Schleims, etwa durch die Zufuhr heißer und aromatisierter Getränke sowie durch Inhalation von Wasser und hypertonischen Elektrolytlösungen. Im einzelnen ist die Wertung einer sekretolytischen Therapie aufgrund fehlender objektivierbarer Daten kaum möglich. Viele Patienten geben jedoch eine subjektive Besserung der Expektoration und eine Verminderung in Zahl und Schwere der Hustenanfälle an, so daß die Anwendung der verschiedenen sekretolytischen Maßnahmen gerechtfertigt erscheint.

7.1.8 Andere Therapieprinzipien

Lange bevor die Antianaphylaktika wie DNCG und Ketotifen in der Präventivtherapie des Asthma bronchiale Anwendung gefunden hatten, wurden häufig die klassischen H_1-Antihistaminika therapeutisch eingesetzt. Obwohl ihnen bei der Pollinosis ein gewisser Effekt zukommt, haben sie beim Asthma bronchiale nahezu keine Wirksamkeit. Dies wird darauf zurückgeführt, daß offenbar die in der Bronchialschleimhaut und -muskulatur erreichten Mediatorkonzentrationen bei der IgE-vermittelten allergischen Sofortreaktion so hoch sind, daß supratherapeutische Dosen, die jedoch aufgrund der starken sedierenden Wirkung von H_1-Antihistaminika nicht toleriert werden, gegeben werden müßten. Bei allergischen und pseudoallergischen Reaktionen wird zur Blockade histaminerger Effektorsysteme die Gabe von H_1- und H_2-Blockern empfohlen (*Reinhardt* u. *Borchard* 1982a). Eine eventuell über die Stimulation von H_2-Rezeptoren vermittelte Bronchokonstriktion spielt unter klinischen Bedingungen jedoch nur eine untergeordnete Rolle, und es bleibt zu berücksichtigen, daß H_2-Antagonisten einen wünschenswerten Bio-feed-back-Mechanismus durch Blockade mastzellständiger H_2-Rezeptoren beseitigen können.

Ein gewisser theoretischer Stellenwert kommt der Therapie mit adrenergen α-Blockern zu. Ihre inhalative Verabreichung konnte z.B. bei asthmatischen Kindern die anstrengungsbedingte Bronchokonstriktion in gleicher Weise aufheben wie DNCG *Reinhardt* et al. 1980c). Obwohl die Existenz adrenerger α-Rezeptoren am menschlichen Bronchialsystem somit gesichert erscheint, ist die therapeutische Anwendung adrenerger α-Rezeptorantagonisten (z.B. Phentolamin) jedoch bisher nicht über das Versuchsstadium hinausgekommen.

Ca^{2+}-Antagonisten hemmen den transmembranären Ca^{2+}-Einstrom in die Zelle durch Blockade der sog. langsamen Ca^{2+}-Kanäle. Ein solcher Effekt kann sowohl eine Hemmung der Mediatorfreisetzung aus der Mastzelle, als auch eine Relaxation der glatten Bronchialmuskulatur bedingen. Tatsächlich ist in der Zwischenzeit der präventive Effekt von Ca^{2+}-Antagonisten bei verschiedenen Asthmaformen belegt (*Patel* 1981; *McFadden* 1982). Die Problematik der Anwendung von Ca^{2+}-Antagonisten beim Asthma beruht jedoch darauf, daß diese Substanzgruppe bisher einen anderen Indikationsbereich hat und somit bronchoselektive Substanzen für den Einsatz beim Asthma bronchiale in der nächsten Zukunft wohl kaum zur Verfügung stehen dürften.

Zu den unspezifischen Antagonisten muß man auch die Substanz FPL 55 712 rechnen. Sie ist zwar gegenüber Leukotrien D, der „slow reacting substance of anaphylaxis", hochwirksam, jedoch am menschlichen Bronchus wesentlich schwächer als am Meerschweinchenileum. Sie antagonisiert ferner den „Eosinophil chemotactic factor" und fördert die bei der allergischen Bronchialreaktion verringerte Schleimclearance. Der therapeutische Wert dieser Substanz ist jedoch noch weitgehend unbekannt, und es bedarf weiterer kontrollierter klinischer Studien, bevor der therapeutische Nutzen abgeschätzt werden kann (*Schmutzler* 1981). Das gleiche gilt auch für eine Reihe weiterer Substanzen, die modulierend in die Mediator-Effektorsysteme beim Asthma bronchiale eingreifen können, wie zum Beispiel das Makrocortin oder eines der anderen steroidabhängigen Regulatorpeptide.

7.2 Immuntherapie — Hyposensibilisierung

Obwohl die Injektion steigender Allergendosen schon seit 1911 (*Noon* 1911) als ein Therapiekonzept bei allergischen Erkrankungen bekannt ist, ist der Wirkmechanismus, z.T. auch der klinische Wert, nach wie vor Gegenstand kontroverser Diskussionen (Übersichten bei *Lichtenstein* 1978 a; *Kersten* 1981). Nur ein Teil der immunologischen Mechanismen, die während der Hyposensibilisierung ablaufen, ist bereits geklärt oder zumindest hypothetisch formuliert. Darüber hinaus stellen sich unter den klinischen Gesichtspunkten eines Pädiaters rein pragmatische Fragen nach der Patienten- und Präparateselektion, nach Applikationsart und Therapiekontrolle. Bei der Indikationsstellung zur Anwendung einer Hyposensibilisierung darf man schließlich nicht vergessen, den zeitlichen und finanziellen Aufwand sowie die Therapienebenwirkungen in Beziehung zum zu erwartenden Erfolg zu setzen. Eine Übersicht über die im Handel befindlichen Präparate und die Dosierung findet sich im Anhang.

7.2.1 Wirkungsmechanismus

Bei der klassischen Hyposensibilisierungstherapie sind im Prinzip 3 immunologische Grundphänomene zu beobachten:
1. Die Bildung von allergenspezifischen IgG-Antikörpern, die auch als blockierende Antikörper bezeichnet werden.
2. Zunächst ein leichter Anstieg der IgE-Antikörper, dann eine konsekutive Suppression der sekundären IgE-Antwort.

3. Eine verminderte Reaktivität der sensibilisierten Blutbasophilen und Ge-
websmastzellen (*de Weck* 1981).

Die Rolle blockierender, antigenspezifischer IgG-Antikörper ist für solche
Allergien gesichert, bei denen das Allergen nicht auf die Mukosa deponiert,
sondern injiziert wird und somit über die Blutbahn an die Mastzellen gelangt.
Dies ist für Insektenstiche gut belegt (*Urbanek* et al. 1982), für die Inhalations-
allergien dagegen ist die Bedeutung der blockierenden Antikörper nur teilweise
gesichert.

So fand sich eine — wenn auch schwache — Korrelation zwischen dem
Serumspiegel blockierender IgG-Antikörper und der Besserung der klinischen
Asthmasymptomatik unter der Hyposensibilisierungstherapie (*Lichtenstein* et al.
1971). In Tierversuchen ließ sich darüber hinaus zeigen, daß eine durch Allergeninhalation bedingte Bronchokonstriktion vermindert wurde, wenn die Hunde
vorher blockierende IgG-Antikörper von Kaninchen erhalten hatten (*Faith* et al.
1977). Über den serologischen Nachweis blockierender Antikörper oder die
Hemmung einer allergeninduzierten Histaminfreisetzung aus Basophilen, die
mit Serum eines hyposensibilisierten Patienten inkubiert werden, hinaus bewei-
sen diese Befunde die Bedeutung spezifischer Antikörper auch unter In-vivo-
Bedingungen. Dabei wird angenommen, daß allergenspezifische Antikörper mit
dem Allergen einen Komplex bilden und somit den Allergenkontakt mit dem
IgE-Antikörper an der Mastzelloberfläche verhindern (*Lichtenstein* et al. 1971).
Inwieweit die lokale Bildung von sekretorischen allergenspezifischen IgA-
Antikörpern oder die lokale Bildung von spezifischen IgG-Antikörpern mit einer
entsprechenden Erhöhung in den mukösen Drüsen einen antiallergischen Schutz
ausüben, ist ungeklärt (*Platts-Mills* et al. 1976). Das gleiche gilt auch für die
Frage, ob die Bildung von IgG-Antikörpern über einen Feed-back-Mechanismus
die Synthese von IgE-Antikörpern supprimiert. Die reduzierte IgE-Bildung
unter der fortlaufenden Therapie kann auch durch andere Faktoren bedingt sein.
So weiß man aus Tierversuchen, daß eine besondere Kategorie von T-Zellen eine
unspezifische suppressive Wirkung auf die IgE-Synthese hat, der Nachweis beim
Menschen steht jedoch noch aus (s. *de Weck* 1981). Antikörper besitzen ferner in
ihrem variablen Teil Strukturen, sog. Idiotypen, die selber in der Lage sind, als
Antigen zu wirken und die Bildung von Antiidiotypen-Antikörpern zu induzieren. Bei Tieren, die solche Antikörper aktiv bilden, beobachtete man, daß sie bei
entsprechendem Antigenkontakt unfähig waren, die IgE-Antwort zu produzie-
ren (*de Weck* 1981). Inwieweit jedoch die Erzeugung von T-Suppressorzellen
oder die Suppression des IgE's durch Antiidiotypen-Antikörper durch eine
Hyposensibilisierung bedingt ist, oder inwieweit spezifische immunologische
Maßnahmen therapeutisch über diese Mechanismen wirksam werden können,
bedarf weiterer Untersuchungen.

Neben dem Nachweis blockierender Antikörper und einer IgE-Suppression
läßt sich bei fortgesetzter Hyposensibilisierung auch eine verminderte Reaktivität der Basophilen feststellen, d.h., die Fähigkeit, auf allergische und andere
Stimuli Histamin freizusetzen („Releaseability"), wird reduziert (*Sobotka* et al.
1978). Bei asthmatischen Kindern, die wegen einer Gräser- und Getreideallergie
präsaisonal 3 Spritzen eines glutaraldehydmodifizierten, tyrosinfixierten Gräser-
Getreide-Extraktes injiziert bekamen, konnten wir eine solche Verminderung

der „Releaseability" von Histamin aus Basophilen nach der Injektion nachweisen (Abb. 12). Dieser Effekt der Hyposensibilisierung auf die antigeninduzierte Freisetzung, der unabhängig von der Entstehung blockierender Antikörper ist, hielt in vollem Umfang auch während der darauffolgenden Blütesaison an und korrelierte mit einer Besserung der klinischen Beschwerdesymptomatik (Abb. 17a, b nach *Wegner* et al. 1981).

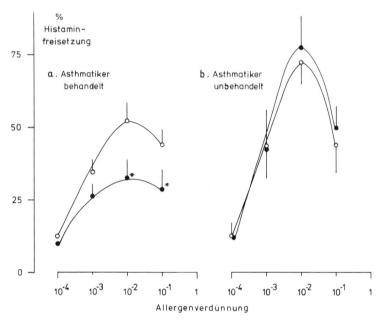

Abb. 17 a, b. Veränderung der antigenbedingten Histaminfreisetzung („Releaseability") vor (○) und nach (●) einer Hyposensibilisierungstherapie mit Tyrosin-Allergoid bei asthmatischen Kindern (**a**) im Vergleich zu asthmatischen Kindern (**b**), die keine Therapie erhielten. Bei ihnen wurde Blut zu identischen Zeiten entnommen. (Nach *Wegner* et al. 1981)

Offenbar handelt es sich hier um eine unspezifische Wirkung der Hyposensibilisierung, der jedoch in Zukunft mehr Aufmerksamkeit geschenkt werden muß.

Auch wenn der Mechanismus, der den Erfolg einer Immuntherapie bei Allergien bestimmt, sicherlich auf mehreren Teilkomponenten beruht und eine weitere immunologische Grundlagenforschung erfordert, so weiß man aufgrund umfangreicher klinischer Studien, daß die Erfolgsbeurteilung und damit die Auswahlkriterien für eine Hyposensibilisierung von zahlreichen klinischen Kriterien (mit)bestimmt wird.

7.2.2 Klinische Anwendung und Erfolgskriterien

Alle Kinder, die einer Hyposensibilisierung zugeführt werden, bedürfen strenger Auswahlkriterien. Zunächst muß das Kriterium der aktuellen Sensibilisierung gegenüber einem bestimmten Allergen oder einer Allergenkombination gegeben sein. Hierzu gehören eine Übereinstimmung zwischen Anamnese, Pricktest, RAST und evtl. Histaminfreisetzung aus Basophilen (s. Abschn. 6).

Bei ganzjährigen Allergien reichen häufig diese Mittel zur Festlegung des Sensibilisierungsgrades nicht aus, und es müssen inhalative Provokationen durchgeführt werden. Da diese jedoch erst älteren Kindern zugänglich sind und sich zudem das endgültige Allergiespektrum bis zum 5. Lebensjahr noch nicht festlegen läßt, sollte man mit einer Hyposensibilisierung nicht vor dem Schulalter beginnen. Häufig entscheiden erst die inhalativen Provokationstests bei ganzjährigen Allergien über die aktuelle Sensibilisierung. Dies zeigen die — allerdings bei Erwachsenen — erhobenen Vergleichszahlen zwischen RAST und Provokationstests: so fand sich bei Hausstaub eine generelle Übereinstimmung von 49%, bei der Hausstaubmilbe von 46,8% und bei den Schimmelpilzen von 57,8% (s. *Kersten* 1981). Im Einklang mit diesen Daten sind Befunde, die wir bei asthmatischen Kindern mit Hinweisen für eine Hausstaubmilbenallergie erhielten. Nimmt man die Kinder, die bei Hinweisen in Anamnese, Pricktest oder RAST einen negativen Inhalationstest hatten, so war eine Übereinstimmung zwischen RAST und Provokationstest ebenfalls nur in 11% gegeben (*Wegner* et al. 1983). Die Übereinstimmung zwischen Histaminfreisetzung aus Basophilen und Provokation dagegen war mit 90% wesentlich höher. Die Ergebnisse zeigen, daß bei Festlegung einer Hyposensibilisierung nach den Ergebnissen der gängigen Allergietests, Prick und RAST, häufig Kinder für eine Hyposensibilisierungstherapie ausgewählt werden, die einer solchen Therapie überhaupt nicht bedürfen. Gleichzeitig bestätigen sie auch, wie schwierig es ist, unter Einbeziehung solch unzureichender Auswahlkriterien einen Hyposensibilisierungserfolg zu beurteilen.

Dieser zeigt eine eindeutige Abhängigkeit vom Lebensalter, ist am höchsten in den ersten 3 Lebensjahrzehnten (*Kersten* 1981) und nimmt dann aufgrund der zunehmenden Trägheit immunbiologischer Mechanismen sukzessive ab. Bei Erfüllung der Kriterien zur Beurteilung des aktuellen Sensibilisierungsgrades stellt somit das Kindesalter eine Altersgruppe dar, in der eine Hyposensibilisierungstherapie Aussicht auf Erfolg verspricht. Neben dem Alter spielen die Allergenart und die Anzahl der im Extrakt enthaltenen Allergengruppen, die Behandlungsdauer und die Dosierung sowie die Art der vorliegenden allergischen Erkrankung und die Krankheitskombinationen eine Rolle (Tabelle 22). Dagegen scheinen Geschlecht und Behandlungsnebenwirkungen den Erfolg nicht zu beeinflussen (*Kersten* 1981).

Ein großes Problem bietet nach wie vor die Standardisierung und damit die Festlegung der allergenen Potenz einer Substanz. Die zur Deklaration der Allergenität angegebenen Protein-Stickstoff-Einheiten (PNE), Noon-Einheiten (NE) oder das Gewichts-Volumen-Verhältnis (W/V) von Ausgangsmaterial und Extraktionsflüssigkeit erlauben keinen Vergleich der Allergenaktivität von Extrakten verschiedener Hersteller. Die heute durchgeführte Standardisierung beruht auf der biologischen In-vivo-Titration mittels Prick- und Intrakutantest oder auf der In-vivo-Bestimmung der Bindung spezifischer Serumantikörper mit dem Allergen (RAST) und auf der allergeninduzierten Histaminfreisetzung aus Basophilen. Alle diese Methoden erfordern das Vorhandensein repräsentativer

Tabelle 22. Kriterien für die Erfolgsbeurteilung einer Hyposensibilisierungsbehandlung

Kriterium	Bemerkungen	Literatur
Alter	Guter Erfolg im Kindesalter, bei Patienten über 40 Jahre Abnahme des Effektes	*Suter-Vetter* (1966) *Jarisch* et al. (1979)
Kombination des Asthma bronchiale mit anderen atopischen Manifestationen	Identischer Erfolg bei gleichzeitig vorhandener Rhinitis, verminderter Erfolg bei gleichzeitig vorhandenem Ekzem	*Kersten* (1981)
Dauer des Asthmas	Verminderter Erfolg, wenn das Asthma bereits länger als 8 Jahre besteht	*Werner* et al. (1969)
Typus des relevanten Allergens	Therapie mit Pollenextrakten erfolgreicher als mit anderen Allergenextrakten (z.B. Hausstaubmilbe, Alternaria)	*Aas* (1971), *Patterson* et al. (1983), *Kjellman* u. *Lanner* (1980)
Zahl der Allergene im Extrakt	Allergenmischungen sind weniger erfolgreich als Einzelallergene. Ein Therapieextrakt sollte daher nicht mehr als 2 bis 3 verschiedene Allergene enthalten	*Foucard* u. *Johansson* (1971)
Dosis	Die Konzentration blockierender Antikörper im Serum und die „Releaseability" von Histamin aus den Basophilen hängt von der verabreichten Endkonzentration im Extrakt ab	*Conell* u. *Sherman* (1964), *Lichtenstein* et al (1971), *Norman* (1978), *Patterson* (1979)
Dauer der Behandlung	Die Dauer der Behandlung im Kindesalter sollte 3 bis höchstens 5 Jahre betragen. Bei Patienten, die nach 1 Jahr bereits Effekte zeigen, ist der Erfolg nach 3–5 Jahren noch stärker, bei Ausbleiben eines Effektes nach 1 Jahr kann bei Fortsetzung der Hyposensibilisierung auch in den Folgejahren kein Erfolg erwartet werden	*Patterson* (1979) *Kersten* (1981)

sowie konstanter Patienten- bzw. Leukozytenspender und Serumpools und erfüllen daher nicht die Bedingungen der Reproduzierbarkeit. Neuere Verfahren wie die Referenz-Allergen-Bioassay-Standardisierung (RABS) erlauben durch Vergleich der allergischen Histaminfreisetzung aus aktiv sensibilisierten Mastzellen des Meerschweinchens durch verschiedene Konzentrationen von Human-Serum-Albumin als Referenzallergen und des unbekannten Testallergens die Ermittlung der Allergenität der Extrakte (*Fischer* u. *Schmutzler* 1982), werden aber noch nicht routinemäßig angewendet. Die Bedeutung von Standardisierung und Reinigung wird deutlich, wenn man bedenkt, daß in verschiedenen Allergenextrakten das Hausstaubmilbenallergen z.B. mehr als 90% des Allergengehaltes des Hausstaubs betrug (*Voorhorst* 1977), und selbst bei besser definierten Materialien wie Pollen sind mehrere Allergene in den Rohextrakten enthalten.

Es wird empfohlen, in der Therapie möglichst gereinigte Präparate einzusetzen. So konnte z.B. bei pollenallergischen Kindern durch die Verwendung eines hochgereinigten Lieschgrasextraktes (Spectralgen) ein besseres Ergebnis erzielt werden als mit einem Gesamtgrasmix (*Kjellman* u. *Lanner* 1980; *Kjellman* 1983). Die Frage, die sich ergibt, ist, ob nicht bei der Reinigung solcher Extrakte auch wesentliche Teilkomponenten entfernt werden. Darüber hinaus ist auch die Nebenwirkungsrate bei Verwendung gereinigter Extrakte höher, zumal häufig wäßrige Extrakte benutzt werden müssen (*Brenner* et al. 1983). Neben den z.T. noch ungelösten Fragen der Standardisierung und Reinigung der Allergenextrakte hat eine Reihe von Verbesserungen in der Extraktzubereitung die klinische Anwendung erleichtert und erweitert. Durch Aluminiumpräzipitation oder Verwendung von Adjuvantien konnten retardierte, d.h. verzögert freigebende Semidepotextrakte hergestellt werden, die heute weitgehend angewendet werden; sie haben aufgrund ihrer geringeren Nebenwirkungsinzidenz die wäßrigen Extrakte — bis auf gewisse Ausnahmen — verdrängt. Ferner sind eine Reihe von chemischen Allergenmodifikationen (Allergoide) und -polymerisationen untersucht und eingeführt worden. Ziel dieser Modifikationen, z.B. durch Glutaraldehyd oder durch Urea-Denaturierung und Bindung an tolerogene Träger, war eine Reduktion der Allergenität bei Erhaltung der Immunogenität und gleichzeitiger Verbesserung der Toleranz (*Marsh* et al. 1970; *Liu* u. *Katz* 1979).

Obwohl im Tierversuch diese Präparate in bestimmten Fällen die IgE-Antwort zu drosseln vermochten (*Lee* u. *Sehon* 1978), scheint ihr klinischer Erfolg nicht größer zu sein als der herkömmlicher Präparate. Dabei bleibt zu berücksichtigen, daß von den Herstellern für die Allergoide eine stark reduzierte Injektionsfrequenz als ausreichend empfohlen wird.

Im Kindesalter können zur parenteralen Hyposensibilisierung sowohl die wäßrigen und die Semidepotpräparate als auch die Allergoide zur Anwendung kommen. Wir selbst hyposensibilisieren parenteral erst ab dem 5. Lebensjahr und bevorzugen dabei die Verwendung von Semidepotpräparaten. Da der Hyposensibilisierungserfolg jedoch stark von der Zahl der Allergene im Extrakt abhängt, begrenzen wir bei polyvalenten Sensibilisierungen die Anzahl der Allergene im Extrakt auf 2–3 und bringen lieber parallel geschaltete Extrakte zur Anwendung. Um die Injektionsfrequenz möglichst geringzuhalten, greifen wir bei Parallelhyposensibilisierungen auch auf Allergoide zurück. Beispiel: ganzjährige Hyposensibilisierung mit einem Hausstaub-/Hausstaubmilbensemidepotpräparat, präsaisonale zusätzliche Hyposensibilisierung mit 3–6 Injektionen eines Gräser-Getreide-Allergoids (Tyrosinallergoid).

Der Erfolg einer parenteralen Hyposensibilisierungsbehandlung im Kindesalter ist für zahlreiche Allergien nachgewiesen. Er ist am größten bei Pollenextrakten und geringer bei isolierten ubiquitären Inhalationsallergenen wie Hausstaub, Hausstaubmilbe und Schimmelpilze (Tabelle 22 u. 23).

Im Kindesalter wird zur Vermeidung der häufigen Injektionen bei einer parenteralen Hyposensibilisierung in zunehmendem Maße eine orale Hyposensibilisierungsbehandlung angewendet, die — obwohl ihre Wirksamkeit bereits seit 20 Jahren bekannt ist (*Wortmann* 1962) — nach wie vor umstritten ist und von einigen Autoren sogar abgelehnt wird (s. *Rieger* 1983). Die Vorstellungen über die bei oraler Hyposensibilisierung ausgelösten Immunmechanismen beruhen auf der Einteilung in ein Immunsystem der Schleimhäute und in ein internes Immunsystem des Serums und der Gewebssäfte, die weitgehend unabhängig

Tabelle 23. Hyposensibilisierungserfolge bei verschiedenen Inhalationsallergien im Kindesalter

Autor	Art der Therapie	Dauer	Allergene	Erfolgs-quote [%]	Bestimmungsmethode für den Erfolg
Clasen u. *Wüthrich* (1976)	oral	6 Monate – 4 Monate	polyvalente Allergien	80	Fragebogen
Wönne et al. (1978)	parenteral	6 Monate – 3 Monate	polyvalente Allergien	77,4	Fragebogen
Wortmann (1978)	oral oral	1–3 Jahre 1–3 Jahre	Pollen Staub	50 84	nicht angegeben nicht angegeben
Stemmann et al. (1979)	parenteral oral	3 Jahre	Milbe	51 70	inhalative Provokation
Wahn u. *Rebien* (1979)	oral	1 Jahr	Pollen	68	Fragebogen
Wortmann (1978)	oral	mehrere Kuren	Pollen	72,5	Fragebogen
Reinert u. *Biro* (1981)	parenteral (Tyrosin-Allergoid)	1–3 Jahre	Pollen	62,5	Patientenangaben Medikamentenver-brauch
Luther u. *Oehme* (1981)	parenteral	1–3 Jahre	Pollen Milbe	82 77,3	Fragebogen (nicht unterschieden zwischen Pollinosis und Asthma)
Rebien et al. (1982)	oral parenteral	2 Jahre	Pollen	25 38	Fragebogen Symptom-Score Blockierende Antikörper, IgE
Urbanek u. *Gehl* (1982)	oral	42 Wochen	Milbe	kein Erfolg	Lungenfunktion Rhinomanometrie RAST
Bauer u. *Schwager* (1983)	parenteral	2 Jahre	Pollen polyvalente, ganzjährige Allergene	48	Fragebogen und Reprovokation

voneinander sind (*Wortmann* 1981). Während eine parenterale Therapie das interne Immunsystem stimuliert, scheint bei der oralen Therapie die lokal induzierte Immunantwort im Vordergrund zu stehen. Diese beruht in erster Linie auf einer vermehrten Bildung von IgA-Antikörpern, die durch Adhärenz an der Schleimhautoberfläche und durch Komplexbildung mit dem Antigen das Eindringen des Antigens in die Schleimhaut erschweren. Bei größeren Antigenmengen, bei denen eine lokale Elimination nicht mehr möglich ist, kann es über eine primäre Stimulation lokaler Lymphozyten zu einer sekundären Besiedlung entfernter Lokalisationen wie dem Bronchialsystem kommen, d. h. nicht das Antigen, sondern die Immunantwort wird vom Darm zum Bronchialsystem transportiert (*Wortmann* 1981). Eine Induktion der Immunantwort des internen Systems mit einem Erscheinen der spezifischen, blockierenden Antikörper im Serum wird wahrscheinlich erst bei hohen Antigendosen erfolgen. Ein Fehlen blockierender Antikörper bei der oralen Hyposensibilisierung muß somit entgegen der Affassung einiger Autoren (*Rebien* et al. 1982) nicht unbedingt als Hinweis auf einen fehlenden Therapieerfolg gewertet werden. Nach den vorliegenden klinischen Daten jedenfalls scheinen die Erfolge einer oralen deutlich geringer als die einer parenteralen Hyposensibilisierung zu sein (Tabelle 23).

Trotz der postulierten und nur z.T. durch experimentelle Daten belegten Mechanismen beruht die orale wie die parenterale Hyposensibilisierung nach wie vor weitgehend auf Empirie und es muß offen bleiben, welche immunologischen Veränderungen letzten Endes den klinischen Erfolg bedingen.

7.3 Psychotherapie

Oberstes Prinzip jeder Behandlung muß es sein, die Familie des asthmatischen Kindes in die Besprechung über die Krankheit, ihre auslösenden Faktoren und in die notwendige Therapie miteinzubeziehen. Durch eine solche Aufklärungsarbeit werden die Eltern zu Experten der Krankheit ihrer Kinder gemacht. Sie lernen, die Symptome rechtzeitig zu erkennen und die ersten notwendigen Therapiemaßnahmen selbständig einzuleiten. Dies nimmt ihnen und auch ihrem Kind die Angst und unterbricht damit den Circulus vitiosus, der über Atemnot, Angst, Überbehütung und Isolation des Kindes zu einer Dysfunktion des Familienlebens führt. Meist lösen sich so die durch die Krankheit eingefahrenen pathologischen Verhaltensmuster in der Familie von allein. Wenn dies nicht der Fall ist, ist die Indikation für eine strukturelle Familientherapie gegeben, in die die gesamte Familie einbezogen wird (*Miklich* 1977; *Minuchin* 1977; *Rosefeldt* 1982). Da Konflikte in diesen Familien vermieden bzw. umgeleitet werden, kommt es nicht selten vor, daß sich die Familie selbst als intakt erachtet und das Spannungspotential leugnet. Hier besteht die Aufgabe des Psychologen darin, möglichst Schuldzuweisungen zu vermeiden und die Familie als Einheit zu sehen und zu behandeln.

Darüber hinaus können eine Reihe verhaltenstherapeutischer Techniken angewendet werden, die jedoch in der Regel erst von älteren Kindern erlernt werden können (Übersicht bei *King* 1980).

1. Das muskuläre (Jacobson 1938) und das autogene (Schultz u. Luthe 1969) Entspannungstraining. Obwohl in Einzelfällen wirksam, kann eine generelle Empfehlung zur Anwendung bei allen Kindern mit Asthma bronchiale nicht gegeben werden. So ist es nicht verwunderlich, daß in einer Untersuchung an 14 nichtselektierten Kinder mit chronischem Asthma trotz einer Relaxation, die durch eine signifikante Verminderung der Herzfrequenz unter der Relaxation angezeigt wurde, während der gesamten Behandlungsserie keine Verbesserung der Lungenfunktionsparameter zu erzielen war (*Alexander* et al. 1979). Jedes Relaxationstraining sollte als Begleitmaßnahme innerhalb eines Gesamttherapiekonzepts aufgefaßt werden. Als alleinige Maßnahme hat es sicherlich nur

Erfolg bei ängstlichen, verspannten Kindern mit vorwiegend psychisch ausgelösten leichten Asthmaformen. Neuerdings wurden auch Methoden entwickelt, die dem Kind eine akustische oder optische Rückmeldung über seinen Entspannungszustand, z. B. über ein M. frontalis-EMG, geben (*Davis* et al. 1973; *Kotses* et al. 1976). Durch ein solches Bio-feed-back-System soll das Kind lernen, seine Symptome selbst zu steuern.

2. Die systematische Desensibilisierung. Diese Methode beruht auf der Beobachtung, daß bei asthmatischen Kindern die Vorstellung angstbesetzter Szenen eine Bronchokonstriktion auslösen kann (*Tal* u. *Miklich* 1976). Diese Szenen werden nun in eine hierarchische Reihenfolge, gemäß dem Ausmaß, in dem sie Angst auslösen, gebracht, und zwar unter Einschluß der Vorstellung eines Asthmaanfalls und der verschiedenen Stimuli, die ihn auslösen können.

Indem man das Kind anhält, sich in der Reihenfolge der Hierarchie zunächst die weniger, dann die stärker Angst auslösenden Situationen vorzustellen, dabei aber immer einen Zustand muskulärer Entspannung aufrechtzuerhalten, wird die Angst Schritt für Schritt aufgehoben (sog. reziproke Hemmung). *Moore* (1965) konnte an 12 asthmatischen Kindern in einem Alter von 5–13 Jahren, die einmal nur einer Muskelentspannung, dann einer Muskelentspannung mit Suggestion und schließlich einer systematischen Desensibilisierung unterworfen wurden, zeigen, daß alle 3 Verfahren zwar eine symptomatische Besserung, aber nur die Desensibilisierung mit reziproker Hemmung auch eine Besserung der atemphysiologischen Gegebenheiten erbrachte.

3. Die operante Lernmethode. Diese Methode basiert auf der Annahme, daß bestimmte asthmatische Symptome durch die ihnen nachfolgenden Konsequenzen, z. B. eine vermehrte Aufmerksamkeitszuwendung, konditioniert werden können. Durch Entzug dieser Verstärker und eine gleichzeitige Betonung erwünschter Verhaltensweisen kann möglicherweise eine Dekonditionierung eingeleitet werden. Ähnliche Prinzipien sind auch auf das Anstrengungsasthma angewendet worden (*Khan* u. *Olson* 1977).

Für alle verhaltenstherapeutischen Maßnahmen besteht die Gefahr. daß sie die psychologischen Aspekte des Asthmas überbewerten. Sie haben aber ihren Stellenwert als begleitende Maßnahmen im Rahmen eines Gesamttherapiekonzeptes. Das gilt auch für andere Verfahren wie Hypnose oder Spieltherapie, die im Prinzip ebenfalls in erster Linie das Angstpotential beim Patienten herabsetzen und anderes Fehlverhalten, wie mangelndes Selbstbewußtsein, aufheben sollen.

7.4 Generelle Anwendung der therapeutischen Prinzipien

Der Einsatz der verschiedenen Therapieprinzipien kann nicht nach fixierten Regelschemata erfolgen, sondern muß in bestimmten Grenzen individualisiert werden. Dies beruht zum einen auf der unterschiedlichen Wertigkeit und Rolle der multifaktoriellen Ursachen, zum anderen unterliegt die Ansprechbarkeit auf die verschiedenen Maßnahmen einer großen interindividuellen Variabilität. Die

Vielfalt der möglichen Ursachen- und Maßnahmenkombinationen muß daher für jeden einzelnen Patienten „austitriert" werden. Gewisse Regeln, in deren Rahmen die individuelle Therapieanpassung vorgenommen werden muß, richten sich in erster Linie nach dem klinischen Zustand des Patienten und den Pathomechanismen (s. *Stemmann* 1985).

7.4.1 Präventive Dauertherapie

Ziel einer Dauertherapie muß es sein, den Patienten anfalls-, ggf. symptomfrei zu bekommen, und ihn somit wieder in ein normales Leben einzugliedern. Dies geschieht durch einen Maßnahmenkatalog, der sich an dem individuellen Fall zu orientieren hat und eine medikamentöse Therapie, eine Allergenprophylaxe oder -karenz, eine Hyposensibilisierung, krankengymnastische Übungen und ein psychologisches Relaxationstraining einschließt. Wiederholte heilklimatische Behandlungen in einem allergenarmen Milieu müssen ebenfalls von Fall zu Fall in den Therapieplan einbezogen werden. Weitere Maßnahmen, wie eine Bronchuslavage, haben ihre besondere Indikation und müssen sehr sorgfältig erwogen werden.

Wenn man die einzelnen Maßnahmen nach dem Schweregrad, der Dauer der Erkrankung und nach bereits eingetretenen Sekundärfolgen staffelt, so bietet gerade das Asthma des Kindesalters für alle Beteiligten, das asthmatische Kind, die Eltern und den therapierenden Arzt, in den meisten Fällen erfreuliche Erfolge.

Die wesentlichen Fortschritte in der Therapie des Asthma bronchiale sind sicherlich den Arzneimittelentwicklungen der letzten 15 Jahre zu verdanken. Dinatrium cromoglicicum, Ketotifen, die selektiven β_2-Sympathomimetika, das

Tabelle 24. Vorschläge für die Arzneimittelselektion beim kindlichen Asthma

A. Auswahl nach Symptomen	
Symptome	Arzneimittel und Arzneimittelkombinationen
Geringe funktionelle Einschränkung	Intermittierend β_2-Sympathomimetika
Gelegentlich ausgeprägte Symptome	Intermittierend β_2-Sympathomimetika und orale Glukokortikoide
Häufige Symptome	Dauertherapie mit DNCG. Bei Kindern unter 3 Jahren: Versuch einer Dauertherapie mit Ketotifen. Bei nur teilweisem Schutz: zusätzlich β_2-Sympathomimetika
Signifikante funktionelle Einschränkung – chronisches Asthma	„Titrierung" und Kombination der einzelnen Wirkprinzipien, bis eine Besserung eintritt. β_2-Sympathomimetika + Theophyllin + Ipratropiumbromid + Topische Steroide + Systemische Steroide + Sekretolytika

Tabelle 24. (Fortsetzung)

B. Auswahl nach pathogenetischen Prinzipien	
Mechanismus	Arzneimittel der 1. Wahl
Allergie	präventiv:
Sofortreaktion	DNCG (Ketotifen)
Verzögerte Reaktion	DNCG (+ Ketotifen + topische Steroide)
	kurativ:
Sofortreaktion	β_2-Sympathomimetika, Glukokortikoide
Verzögerte Reaktion	β_2-Sympathomimetika, Glukokortikoide, Sekretolytika
Infekte	β_2-Sympathomimetika, Theophyllin, systemische Glukokortikoide, Sekretolytika
	präventiv:
Hyperreagibilität	DNCG, β_2-Sympathomimetika, Theophyllin (Ipratropiumbromid)
	kurativ:
	β_2-Sympathomimetika, Ipratropiumbromid, Theophyllin (i. v.)
Anstrengungsasthma	präventiv:
	DNCG, (β_2-Sympathomimetika, Theophyllin Ipratropiumbromid)
	kurativ:
	β_2-Sympathomimetika, Ipratropiumbromid, Theophyllin (i. v.)

Ipratropiumbromid, inhalierbare Glukokortikoide und ein rationalerer Einsatz des schon seit 40 Jahren bekannten Theophyllins haben, auch durch eine Vielzahl von Kombinationsmöglichkeiten, dazu beigetragen, dem kindlichen Asthma bronchiale weitgehend den Schrecken früherer Jahre zu nehmen. Voraussetzung hierfür ist jedoch, daß eine individualisierte präventive Dauertherapie betrieben wird. Die in Tabelle 24 zusammengestellten Einsatzmöglichkeiten für die einzelnen Präparate und ihre Kombinationen entsprechen subjektiven Erfahrungswerten, zeigen jedoch eine weitgehende Übereinstimmung mit anderen Empfehlungen (*Godfrey* 1977; *Gebbie* 1983). Die Therapieeinstellung erfolgt dabei in mehreren Phasen (Tabelle 25).

Nach einer umfangreichen Analyse, die Lungenfunktions-, Röntgen- und laborchemische Untersuchungen einschließt (A), wird vom Arzt eine initiale Dauertherapie eingeleitet, die den an der Entstehung des Asthma bronchiale beteiligten Faktoren Rechnung trägt (B). Bei einem erneuten ambulanten Termin wird unter der begonnenen Dauertherapie erneut eine analytische Untersuchung durchgeführt, um den Wirkungserfolg der Therapie zu überprüfen (C). Ist durch anamnestische Befragung und objektive Untersuchungen unter Einschluß einer Lungenfunktion mit Belastung ein protektiver Therapieerfolg nachweisbar, wird im Gespräch mit der Mutter bzw. den Eltern die endgültige Dauertherapie festgelegt (D). Darüber hinaus wird eine Therapie für den Bedarfsfall, die sich an klinischen Symptomen wie Husten und Atemnot orientiert, und die von den Eltern selbst überwacht und notfalls eingeleitet werden soll, festgelegt (E).

Tabelle 25. Therapieeinstellung und Therapiekontrolle beim Asthma bronchiale im Kindesalter

A. Diagnose-differenzierung	B. Auswahl der Medikamente	C. Nachweis der Wirksamkeit	D. Festlegung der endgültigen Therapie
Anamnese Lungenfunktion Allergietests Röntgen Laborchemische und psychologische Untersuchungen	Bronchodilatatoren Dinatrium cromo-glicicum Kortison Sekretolytika etc.	Unter Therapie Teilanalyse wie in A	a) Dauertherapie b) Bedarfstherapie bei Husten, Schnupfen, Atemnot c) Zusätzliche Maßnah-men, Atemgymnastik, Autogenes Training

E. Tägliche Zustands-beurteilung	F. Bei Verschlechterung	G. Bei Verschlechterung
Durch Klinische Symptome + zusätzlichen Arzneimittel-verbrauch	Symptomorientierte eigenständige Zusatztherapie	Arzt

Bei einer chronischen oder häufig wechselnden Symptomatik kann die Therapiekontrolle durch Überwachungsbögen und Eigenregistrierung der Lungenfunktion erfolgen. Die Erfahrung zeigt, daß die Beteiligung von Hypertonikern an der Diagnostik und bei der Therapiekontrolle durch Blutdruckmessung das Einnahmeverhalten von Medikamenten positiv beeinflußt. Diese Erkenntnis haben wir auch auf asthmatische Kinder mit häufigen Anfällen und/oder chronischer Symptomatik übertragen, indem wir den Eltern einen Überwachungsbogen in die Hand geben, auf dem die klinischen Symptome, die Lungenfunktionswerte und die Therapiemaßnahmen eingetragen werden. Bei den klinischen Symptomen wird der Zustand des Asthmatikers am Tage und in der Nacht registriert. Es wird notiert, ob Husten, Atemnot, ein pfeifendes Geräusch oder Auswurf aufgetreten sind. Außerdem werden Kriterien für die körperliche Aktivität registriert. Die Lungenfunktion wird durch ein Peak-flow-Meter nach *Wright* bestimmt, ein handliches Gerät, mit dem durch forcierte Atemstöße über Zeigerauslenkung die maximale Exspirationsgeschwindigkeit ermittelt wird. Durch mehrmalige regelmäßige Messungen über 24 h, die in den Überwachungsbogen eingetragen werden, können Änderungen der Lungenfunktion, die sich der subjektiven Abschätzung durch die Mutter oder das Kind entziehen, rechtzeitig erkannt werden. Durch Registrierung der Peak-Flow-Meter-Werte wird auch die Therapie bestimmt. Kommt es z.B. trotz einer Dauertherapie mit Bronchospasmolytika und Sekretolytika etwa im Rahmen eines Infektes zur Obstruktion, so kann durch den rechtzeitigen, gezielten Einsatz von Glukokortikoiden ein Status asthmaticus verhindert werden (Abb. 18). Die Besserung der subjektiven und objektiven Symptomatik spricht für das System der Therapiebeteiligung als Mittel zur Verminderung der Nichtbefolgung

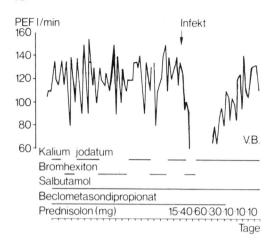

Abb. 18. Einfluß einer zusätzlichen Prednisolontherapie bei einem asthmatischen Kind, bei dem es trotz einer Dauertherapie mit Salbutamol und Beclomethason zu einer Exazerbation des Asthmas mit Abfall der Peak-flow-Meter-Werte kam

ärztlicher Anordnungen. Dieses System, das aus der Interferenz von gezielter Aufklärung, Initiierung von Eigenverantwortlichkeit durch Anhalten zur kontrollierten Beobachtung und Registrierung von Krankheitsdaten besteht, heben den Patienten bzw. seine Bezugspersonen auf eine gewisse Kompetenzstufe, die der ständigen Kontrolle durch den Arzt bedarf. Durch die begrenzte Fähigkeit zur Selbstüberwachung wird die Motivation für die Durchführung therapeutischer Maßnahmen beträchtlich erhöht.

Zum Katalog der präventiven Maßnahmen gehören auch die Atemgymnastik und eine gezielte sportliche Betätigung.

Bei der Atemgymnastik sollten alle jene Techniken Anwendung finden, die einem konsequenten Training der Inspirationsmuskeln einschließlich des Zwerchfells dienen und dadurch die Gesamtventilation steigern (*Laros* u. *Zwierenga* 1972). Die Kontrolle der atemgymnastischen Übungen durch Registrierung einzelner Lungenfunktionsparameter („Biofeedback") scheint die Effizienz zu steigern. Bei der sportlichen Betätigung lernt das Kind den Umgang mit Gleichaltrigen, es wird akzeptiert und erfährt Anerkennung. Ein angemessenes körperliches Trainingsprogramm in der Gruppengemeinschaft fördert die soziale Integration, bessert die körperliche Verfassung und reduziert die Empfindlichkeit gegenüber körperlicher Anstrengung („Dekonditionierung"). Hierdurch kommt es zu einer Steigerung des Selbstvertrauens und des Selbstwertgefühls.

Ein gezieltes körperliches Training, so wie es in zahlreichen Asthmasportgruppen bereits erfolgt, sollte jedoch unter der interdisziplinären Kontrolle von Ärzten und Physiotherapeuten bzw. Sportlehrern stehen. Dabei sollten eine ausreichende Prämedikation, kurze Aufwärmübungen mit geringen Belastungen und ein daran anschließendes Intervalltraining mit sog. Trockenübungen erfolgen. Wegen seines geringen respiratorischen Wärmeaustausches ist Schwimmen eine bevorzugte Sportart bei Asthmatikern.

Die Erfahrung lehrt, daß von den meisten Eltern und Kindern der Erfolg bei Anwendung dieser präventiven Methoden gesehen und anerkannt wird. Dies steigert die Akzeptanz und die Bereitwilligkeit, „aktiv" die Krankheit zu überwinden.

7.4.2 Therapie des Asthmaanfalls und des Status asthmaticus

In der kurativen Therapie des Asthma bronchiale sind andere Kriterien zu berücksichtigen. Bei älteren Kindern sind Asthmaanfälle häufig durch β_2-Sympathomimetika zu beherrschen, bei protrahiertem Verlauf hilft die zusätzliche Gabe von Sekretolytika und Glukokortikoiden, die nach Symptombesserung schnell reduziert werden müssen. Bei Säuglingen und Kleinkindern steht die initiale Therapie mit Glukokortikoiden und Sekretolytika im Vordergrund. β-Sympathomimetika können häufig nicht inhaliert werden und gelangen wegen der vornehmlichen Rolle, die eine Schleimdyskrinie und ein Schleimhautödem spielen, auch nicht an den Wirkort. Bei Säuglingen ist zudem die Bronchialmuskulatur noch nicht voll entwickelt und die Zahl der adrenergen β-Rezeptoren noch zu gering (s. Abschn. 3.2.1). Obwohl die β-Sympathomimetika in dieser Altersgruppe daher meist unwirksam sind, kann im Einzelfall die Gabe von Theophyllin oder β_2-Sympathomimetika in Tropfen- bzw. Saftform zumindest versucht werden. Da Glukokortikoide die Zahl der adrenergen β-Rezeptoren erhöhen, wirken β-Sympathomimetika besser nach einer initialen Therapieeinleitung mit Glukokortikoiden. Im Gegensatz zu den β-Sympathomimetika scheint das Parasympatholytikum Ipratropiumbromid zumindest bei einem Teil der Säuglinge mit obstruktiver Bronchitis bei Gabe über einen Inhalator wirksam zu sein (*Hodges* et al. 1981 b).

Bei älteren Kleinkindern über 2 Jahren reicht oft die buccale Resorption von β-Sympathomimetika nach Gabe von 2 Hüben in den Mundraum und folgendem kurzfristigen Zuhalten des Mundes schon zur Coupierung des Anfalls aus.

Wenn bei einem akut einsetzenden Asthmaanfall β_2-Sympathomimetika nicht mehr wirksam sind, droht ein Status asthmaticus mit all seinen Gefahren (s. Abschn. 5.2.), und eine Krankenhausbehandlung wird erforderlich. Reichlich intravenöse Flüssigkeitszufuhr, eine intravenöse Bolusinjektion von 6 mg/kg KG Theophyllin bei einer Erhaltungsdosis von 16 mg/kg KG/Tag, sowie die kurzfristige Gabe von Glukokortikoiden bis zur Besserung sind die ersten Maßnahmen, die ergänzt werden durch die hochdosierte Gabe von Sekretolytika (Mucosolvan i. v.), Ultraschallverneblung, wechselweise Applikation von β_2-Sympathomimetika und Ipratropiumbromid entweder als Dosieraerosol oder kombiniert über ein IPPB-Beatmungsgerät. Da hohe intrathorakale Drücke und eine Hyperventilation eine Hypokaliämie bedingen, muß bei der Rehydratation darauf geachtet werden, daß K^+ substituiert wird. Wenn keine rasche Besserung der klinischen Symptomatik und der Überwachungsparameter durch Bronchospasmolytika erfolgt, kann auch racemisches Adrenalin (Mikronephrin) über Verneblung mit einem IPPB-Gerät versucht werden. Dabei muß jedoch berücksichtigt werden, daß bei einem hyperreagiblen Bronchialsystem die Verneblung von kalter Luft zuweilen eine Bronchokonstriktion verstärkt bzw. auslöst, und daß die Kinder im Status meist eine Überblähung aufweisen, die durch die Überdruckverneblung noch verstärkt werden kann. Eine Blindpufferung mit Bikarbonat sollte im schweren Status vor Erhalt des ersten Astrup-Wertes auf jeden Fall erfolgen. Die Gabe von Antibiotika muß sich nach dem klinischen Bild, dem Röntgen- bzw. Auskultationsbefund und der Anamnese richten (Tabelle 26). Bei bestehender Hypoxie muß O_2 verabreicht werden, wobei die inspiratorischen Konzentratio-

Tabelle 26. Medikamentöse Prinzipien bei der akuten Atemwegsobstruktion im Kindesalter

Medikamentöse Prinzipien	Säugling	Klein- und Schulkind
Theophyllin	Kaum wirksam	6 mg/kg KG als initialer Bolus 16 mg/kg KG/24 h als Dauerinfusion
Glukokortikoide	Kurzfristig hochdosiert 3–5–10 mg Prednisolon/kg KG/24 h	Kurzfristig hochdosiert 3–5–10 mg Prednisolon/kg KG/24 h
β-Sympathomimetika	Kaum wirksam	Als Dosieraerosol (Berotec, Bricanyl, Sultanol) 4- bis 6mal 2 Hübe/24 h
	Nach vorheriger Gabe von Glukokortikoiden effektiver	Nach vorheriger Gabe von Glukokortikoiden effektiver
Ipratropiumbromid	Bei einem Großteil wirksam	Möglich zusammen mit (Berodual) oder im Wechsel mit β-Sympathomimetika
Adrenalin (Mikronephrin)	Als Überdruckinhalation bei einem Großteil wirksam	Als Überdruckinhalation bei manchen Patienten wirksam Cave: Überblähung Cave: hyperreagibles Bronchialsystem, Bronchokonstriktion
Sekretolyse	Zufuhr von reichlich aromatischen Getränken Ambroxol (i.v.) N-Acetylcystein S-Carboxymethylcystein Ultraschallvernebler	
Rehydration	100-120 ml Flussigkeit parenteral + K⁺-Substitution	
Säure-Basen-Haushalt	Ausgleich; im Status asthmaticus Blindpufferung	
O₂-Zufuhr	Inspiratorische Konzentrationen sollten 35–40% nicht überschreiten	
Antibiotika	Bei Infektionen: Auswurf gelblich-eitrigen Sekrets Leukozytose mit Linksverschiebung Erhöhtes CRP Bakterieller Sputumbefund Sinusitis, Pneumonie usw.	
Beatmung	Wenn arterieller $pCO_2 > 65$ mm/Hg	

nen 35–40% jedoch nicht überschreiten sollten. Konzentrationen über 50% können eine Pneumonitis und konsekutiv eine Verminderung der arteriellen O_2-Drücke bedingen. Alle therapeutischen Maßnahmen müssen unter Monitorkontrolle und ständiger Kontrolle des Säure-Basen-Haushalts erfolgen. Theophyllin und ggf. Alupent (5–10 μg/min) sollten nicht nach einem festen Regelschema, sondern nach der Herzfrequenz titriert und infundiert werden. Herzfrequenzen von über 180–200 Schlägen/min werden als nicht tolerabel angesehen.

Bei Überschreiten muß die parenterale Dauerinfusion mit Theophyllin oder Alupent kurzfristig abgesetzt werden. Eine Beatmung mit hohen Drucken ist erforderlich, wenn die pCO_2-Drücke über 65 mm Hg ansteigen (s. Abschn. 5.2).

Eine konsequente und kontrollierte präventive Therapie hat die Aufgabe, die Zahl der Asthmaanfälle herabzusetzen und einen Status ganz zu vermeiden. Kinder, die im Status asthmaticus zur stationären Aufnahme kommen, sind daher auch meist Kinder mit einer Erstmanifestation, therapeutisch schwer einstellbare Asthmatiker oder Kinder, bei denen, meist aufgrund einer schlechten Compliance, eine inkonsequente Therapie betrieben wurde. Die Vielfalt der therapeutischen Möglichkeiten mit ihren speziellen Anwendungsindikationen, die eine individuelle therapeutische Einstellung ermöglichen, sollten daher genutzt werden, um den Patienten in einen Zustand „bedingter Gesundheit" zu bringen.

8 Zusammenfassung

Auf dem Gebiet der Asthmaforschung haben sich in den letzten 15 Jahren Entwicklungen ergeben, die eine völlig neue Einstellung zu dieser Krankheit erfordern. Folgende Erkenntnisse sind zu berücksichtigen:

1. Das Asthma bronchiale stellt ein multifaktorielles Geschehen dar, das durch die klinische Einteilung in extrinsic, intrinsic und mixed form nur unzureichend beschrieben wird. Auf dem Boden eines überempfindlichen, hyperreagiblen Bronchialsystems können viele Faktoren wie Allergene, Kälte, körperliche Anstrengung, Infekte, psychische Reize und chemische Stoffe als Modulatoren in die Reaktionskette eingreifen und eine Bronchokonstriktion verursachen. Wahrscheinlich durchlaufen alle diese Stimuli eine gemeinsame immunpathogenetische Endstrecke, die das Erfolgsorgan — die Bronchien — betrifft.

2. Das Asthma bronchiale ist eine chronische Erkrankung, die jederzeit in ihre akute Form übergehen kann. Im symptomfreien Intervall läßt sich durch verschiedene Provokationstests, wie durch Inhalation von Allergenen, Histamin/Metacholin oder körperliche Belastung und Kälteexposition ein Asthma aufdekken. Differenzierte Lungenfunktionsmeßmethoden und verschiedene Allergietests erleichtern die Diagnostik.

3. Den wesentlichen Erkenntniseinblick in die Mechanismen des Asthmas hat die immunologische Grundlagenforschung gebracht. Die Bedeutung des IgE's als Träger der allergischen Reaktion bei der extrinsic und mixed form des Asthmas ist unumstritten. Die komplexen Wechselwirkungen, die über das IgE-Signal aus Basophilen und Mastzellen präformierte (Histamin) und neugenerierte (Leukotriene) Mediatoren freisetzen, sind ebenfalls in ihrem Grundprinzip erkannt. Da die neugenerierten Mediatoren bei Infekten aus neutrophilen Granulozyten und Makrophagen freigesetzt werden, scheint ihnen als terminaler Mediator eine Bindegliedfunktion für die außerordentlich komplex ablaufenden Mechanismen zuzukommen, die die Immunvorgänge beim Asthma wechselseitig beeinflussen.

Trotz der Fortschritte, die die Immunologie in der Erkenntnis der auslösenden Vorgänge beim Asthma gebracht hat, sind jedoch viele Fragen noch ungeklärt. So sind die immunologischen Vorgänge, die der klassischen Hyposensibilisierung zugrundeliegen, nur teilweise bekannt, und voraussichtlich werden sich in der Zukunft neue Möglichkeiten durch Eingriffe in die Regulation der IgE-Antikörper eröffnen.

4. Ein entscheidender Fortschritt ist auf dem Gebiet der Therapie des Asthma bronchiale gelungen. Die Synthese neuer präventiver Antiasthmatika hat die Möglichkeit zu einer dauerhaften, individuellen Therapieeinstellung eröffnet. Das seit 15 Jahren eingeführte Dinatrium cromoglicicum schützt nicht nur vor der allergischen Sofort- und Spätreaktion, sondern beeinflußt auch das hyperreagible

Bronchialsystem und das Anstrengungsasthma protektiv, wobei seine Wirksamkeit im Kindesalter noch größer zu sein scheint als bei Erwachsenen. Substanzen wie das Ketotifen, die selektiven β_2-Sympathomimetika, Ipratropiumbromid, inhalierbare Glukokortikoide und Theophyllin-Retardpräparate ergänzen das weite Spektrum der therapeutischen Möglichkeiten.

5. Das Asthma bronchiale des Kindesalters bietet eine Reihe besonderer Aspekte. Manifestationszeitpunkt, genetische Kriterien, Prognose, Diagnostik, familiäre und soziale Gesichtspunkte sowie die Therapie unterscheiden sich um so mehr vom Erwachsenen, je jünger das Kind ist. Die günstige Prognose und die zahlreichen therapeutischen Möglichkeiten, die eine medikamentöse Langzeittherapie, eine Hyposensibilisierung, eine psychologische Betreuung und Familientherapie, eine physikalische Therapie und andere Prinzipien einschließen, machen den ärztlichen Umgang und die Betreuung asthmatischer Kinder zu einer der erfolgreichsten und erfreulichsten Aufgaben in der Pädiatrie.

9 Anhang (Tabelle A-1.–A-5.)

Tabelle A-1. Übersicht über einige in der Pädiatrie gebräuchliche Antiasthmatika und ihre Dosierung

Handelsname	Intern. Freiname	Hersteller	Präparateform	Säuglinge	Kleinkinder	Schulkinder	Erwachsene
Bronchodilatatoren							
Aarane	Cromoglicin-säure + Reproterol	Fisons	1 Hub 1 mg + 0,5 mg			3-4 × 2 Hübe	=
Allergospasmin	Cromoglicin-säure + Reproterol	Homburg	1 Hub 1 mg + 0.5 mg		3-4 × 1 Hub	3-4 × 2 Hübe	=
Alupent	Orciprenalin	Boehringer Ingelheim	1 Amp. = 1 me/0,5 mg (5 ml/5 mg zur Infusion)	als Dauerinfusion: 2,5 μg/min	5 μg/min	10 μg/min	10–30 μg/min
Atrovent	Ipratropium-bromid	Boehringer Ingelheim	1 Hub 0,02 mg Lösung: 0,025% 1 ml (20 Tr.) = 0,25 mg Inhaletten 1 Kps. (Pulver) = 0,2 mg	2–4 × 2–4–8–10 Tropfen, evtl. über Überdruckinhalationsgeräte oder Elektrovernebler		4 × 1–2 Hübe 3 × 1 Kapsel inhalieren	
Berodual	Ipratropium-bromid + Fenoterol	Boehringer Ingelheim	1 Hub 0,02 mg + 0,05 mg Inhal.Lsg. (1 ml) 0,25 mg Ipratrop. 0,5 mg Fenoterol			3-4 × 2 Hübe 4 Tropfen in Verneblerlösung geben und veratmen lassen	

Aarane row: Kleinkinder 3-4 × 1 Hub

Handelsname	Intern. Freiname	Hersteller	Präparateform	Säuglinge	Kleinkinder	Schulkinder	Erwachsene
Berotec	Fenoterol	Boehringer Ingelheim	Dosieraerosol 1 Hub = 0,2 mg			4 × 1–2 Hübe	=
			Inhal. Lsg.: 0,1%	2–3–4–8 Tropfen der 0,1%-Lösung über Respirator			
			Tropfen: 0,5% (oral)	3 × 3 Tropf.	3 × 5–10 Tr.	3 × 10 Tr.	3 × 10–20 Tr.
			Saft: 5 ml = 2,5 mg		3 × ½ Meßl.	3 × 1 Meßl.	3 × 1–2 Meßl.
			1 Tbl. = 2,5 mg		3 × ½ Tbl.	3 × 1 Tbl.	3 × 1–2 Tbl.
			Inhaletten 5 mg Pulver = 1 Kps.		3 × 1 Kapsel inhalieren		
Bricanyl	Terbutalin	Astra Chemicals	1 Hub = 0,25 mg			4–6 × 1–2 Hübe	
			Inhal. Lsg. 1%	2–3	–5	–10	–20 Tr. über Respirator
			Tbl. 2,5 mg		2 × ½	2–3 × 1	4 × 1 Tablette
			Tbl. forte 5 mg				2–3 × 1 Tbl.
			Elixier 1 ml = 0,3 mg	2–3 × 2,5 ml		2–3 × 5 ml	2–3 × 10–15 ml
			1 Amp. = 0,5 mg	2 × 0,1	2 × 0,2	2 × 0,3	2–4 × 0,5 ml s.c.
			Duriles (Retardtbl. = 7,5 mg)				2 × 1 Tablette
Bricanyl Comp.	Terbutalin + Guaifenesin	Astra Chemicals	Filmtbl. 2,5 mg + 100 mg		2 × ½	2 × 1	2–3 × 1–2 Tbl.
			Elixier 1 ml = 0,3 Terb. 13,3 Guaif.		2–3 × ½ – 1	2–3 × 1–2 Meßl.	
Broncho-spasmin	Reproterol	Homburg	1 Hub: 0,5 mg			3–4 × 2 Hübe	=
			1 Amp.: 0,09 mg				
			1 Oblongtbl.: 20 mg			3 × ½ Tbl.	3 × 1 Tbl.
Etosol	Hexoprenalin	Byk-Gulden	1 Hub = 0,2 mg			4–6 × 1–2 Hübe	=
Onsukil	Procaterol	Grünental	1 Tbl. 50 μg			ab 12 Jahren: 2 × 1–2 Tablette	=
			forte: 100 μg			2 × 1	=

Tabelle A-1. (Fortsetzung)

Handelsname	Intern. Freiname	Hersteller	Präparateform	Säuglinge	Kleinkinder	Schulkinder	Erwachsene
Pirem	Carbuterol	Dr. Sasse	1 Hub = 0,1 mg. Lsg. 0,8 ml = 1 mg			3 × 1–2 Hübe ab 12 Jahren: 3 × 40 Tropfen	= =
Pirem	Carbuterol	Dr. Sasse	1 Tabl. = 2 mg				3 × 1 Tablette
Spiropent	Clenbuterol	Thomae	1 Tbl. = 0,02 mg mite: 0,01 mg Saft: 5 ml = 0,0005 mg	2 × 2,5 ml	2 × 5–7 ml	2–3 × 1 Tablette 2 × 10–15 ml (bis zum 12. Lj.)	2 × 1 Tbl.
Sultanol	Salbutamol	Glaxo	1 Hub = 0,1 mg Fertiginhalat.: 1 Amp. = 1,25 mg Inhalationslsg.: 1 ml = 6 mg	3–4 × 2 evtl. über Überdruckinhalationsgerät od. Elektrovernebler	–4–6	4–6 × 1–2 Hübe 3–4 × 1 Amp. pro Inhalation –8	= –10–12Tr.,
			Inhalationskaps. 0,2 mg 0,4 mg		3–4 × 1 Kps.	3–4 × 1 Kapsel	=
			1 Tbl. = 2 mg forte = 4 mg retard Tbl. = 8 mg		2 × 1 Tbl.	3–4 × 1 Tbl.	= 3 × 1 (0,4–0,8) 2 × 1 Tbl.
			Supp. 2 mg Supp. 1 mg	2 × 1 Supp.	2 × 1 Supp.		
Suprarenin	Adrenalin	Hoechst	1 Amp. = 1 ml Lsg.: 1:1000	0,15 ml	0,2 ml	0,3–0,5 ml	0,7 ml s.c. i.m.
Ventilat	Oxitropium-bromid	Dieckmann	1 Hub = 0,1 mg			3 × 2 Hübe	

Theophyllinpräparate siehe Anhang-Tabelle 2

Präventive Mittel

Handelsname	Intern. Freiname	Hersteller	Präparateform	Säuglinge	Kleinkinder	Schulkinder	Erwachsene
Aarane	Cromoglicinsäure + Reproterol	Fisons	1 Hub: 1 mg + 0,5 mg		3 × 1 Hub	3–4 × 2 Hübe	3–4 × 2 Hübe
Allergospasmin	Cromoglicinsäure + Reproterol	Homburg	1 mg + 0,5 mg		3 × 1 Hub	3–4 × 2 Hübe	=
Celestamine	Betamethason + Chlorphenamin	Essex-Pharma	1 Tbl. Betameth. 0,25 mg Chlorph. 2 mg Sirup: 5 ml = Betameth. 0,25 mg Chlorph. 2 mg		2–3 × ¼–½ Tbl. 3 × ⅛–¼ Meßl.	2–3 × ½–1 Tbl. 3 × ¼–½ Meßl.	3 × 1–2 Tbl. 3 × 1 Meßl.
Intal	Cromoglicinsäure	Fisons	1 Kps. = 20 mg 1 Hub = 20 mg		3 × 1 4 × 1	4 × 1 Kapsel 4 × 2 Hübe	= =
Intal comp.	Cromoglicinsäure Isoprenalin	Fisons	1 Kps. 20 mg 0,1		3 × 1	4 × 1 Kapsel	=
Pulmicort	Budesonid	Astra Chemicals	1 Hub = 0,2 mg			ab 12 Jahren: 2–4 × 2 Hübe	=
Sanasthmyl	Beclomethason	Glaxo	1 Hub = 0,05 mg		2 × 1 Hub	3–4 × 1–2 Hübe	3–4 × 2 Hübe
Tinset	Oxatomid	Janssen	1 Tbl. = 30 mg			6–12 Jahre: 2 × ½ Tbl.	2 × 1 Tbl.
Viarox	Beclomethason	Essex Pharma	1 Hub: 0,05 mg		2 × 1 Hub	2–4 × 1–2 Hübe	4 × 2 Hübe
Zaditen	Ketotifen	Wander-Pharma	1 Kps. = 1 mg Sirup: 10 ml = 2 mg	2 × 1–2 ml*	2 × 2 ml	2 × 3–4 ml	2 × 1 Kps. 2 × 5 ml

Systemische Glukokortikoidpräparate siehe Anhang-Tabelle 3

* noch nicht für Sgl. zugelassen

Tabelle A-1. (Fortsetzung)

Handelsname	Intern. Freiname	Hersteller	Präparateform	Säuglinge	Kleinkinder	Schulkinder	Erwachsene
Sekretolytika							
Fluimucil	Acetylcystein	Inpharzam	Granulat 100 mg, 200 mg Ampulle (3 ml) 300 mg		3 × 1 Beutel à 100 mg		3 × 1 Beutel à 300 mg 2–3 × 1–1½ Amp.
Kalium jodatum Compretten	Kaliumjodid	Cascan	0,1 g 0,5 g	½ Tbl. à 0,1 g	2 × ½ Tbl. à 0,1 g	3 × ½– 3 × 2 Tbl. à 0,1 g	3 × 1 à 0,5
Mistabroncho	Mesna	UCB	1 Amp. 600 mg			1–2 ml verdünnt mit gleichen Mengen Aqua dest. oder NaCl 2–3 tgl. inhalieren	
Mucolyticum „Lappe"	Acetylcystein	Bristol	10 ml = 2 g		2–5 ml 3–4 × täglich	=	=
Mucosolvan	Ambroxol	Thomae	Saft: 5 ml = 15 mg 1 Tbl. = 30 mg 1 Retardkapsel = 75 mg Tropfen: 1 ml = 25 Tr. = 7,5 mg Inhal. Lsg. 2 ml = 15 mg Ampullen (i. v.)	2 × 2,5 ml 2 × 1 ml 2 × ½	3 × 2,5 ml 1–2 × 2 ml 3 × ½	3 × 5 ml 1–2 × 3 ml 2–3 × ½–1	3 × 10 ml 3 × 1 2 × 1 Kps. 3 × 4 ml 3 × 3 ml 2–3 × 1–2 Amp.
Transbronchin	Carbocystein	Degussa	1 Kps. = 375 mg Sirup: 5 ml = 250 mg		2 × 1 Teel. 1 Teel. = 2 mg	3 × 1 Teel.	3 × 2 3 × 1 Eßl.

Tabelle A-2. Verschiedene Theophyllinpräparate. Angegeben ist der Gehalt an reinem Theophyllin und an evtl. Hilfsstoffen

Präparat Handelsname	Hersteller	Ampullen mg	Supp mg	Tabletten Normal mg	Kapseln Retard mg	Sonst. mg
Afonilum	Chemische Werke Minden	240			250 retard mite: 125	
Aminophyllin	Promonta	240	360	100	350 retard 175: 175	
Bronchoretard	Klinge				350 retard mite: 200	
Euphyllin	Byk-Gulden	96,6 +23,3 Äthylendiamin 193,2 +46,8 Äthylendiamin zur i.m. Injektion: 289,8 +70,2 Äthylendiamin + 4,4 Cinchocain-2HCl	360 120 80	80,5 +19,5 Äthylendiamin	281 +151 Äthylendiamin 140,9 +75,5 Äthylendiamin Euphyllin CR: 129+21 214+36 300+50 Äthylendiamin	Tropfen: 1 ml = 25 Tr. 193,2 +46,8 Äthylendiamin Infusionslösung 351,3 +35 Äthylendiamin +25 Natriumdisulfid in isotoner Inf.-Lsg. 579,6 +140,4 Äthylendiamin in 1 Amp.
Phyllotemp	Mundipharma	100 200			185	

Tabelle A-2. (Fortsetzung)

Präparat Handelsname	Hersteller	Ampullen mg	Supp mg	Tabletten Normal mg	Kapseln Retard mg	Sonst. mg
Pulmidur	Astra Chemicals				200 300	
Solosin	Cassella-Riedel	208				Tropfen: 1 ml = 25 Tr.
Theolair	Kettelhack Riker				250	
Uniphyllin	Mundipharma				400	

Dosierung in mg pro kg Körpergewicht siehe Tabelle 15

Tabelle A-3. Pharmakologisches Profil der Glukokortikoide. (Nach *Reinhardt* 1985)

Glukokortikoid	Handelsname	Hersteller	Tabletten (mg)	Ampullen (mg) zur i. v. Inj.	
Cortison	Cortison „Ciba"	Ciba	25		—
Cortisol	Hydrocortison „Hoechst"	Hoechst	10		100, 250, 500
Prednison	Decortin	Merck	5, 50	Solu-Decortin	25, 50, 250
	Hostacortin	Hoechst	5		
	Ultracorten	Ciba	5, 50	H-wasserlösl.	25, 50
Prednisolon	Decortin H	Merck	5, 50	Solu-Decortin H	10, 25, 50, 250
	Hostacortin H	Hoechst	5	H-Solubile	15, 25
6-Methyl-prednisolon	Urbason	Hoechst	4, 16, 40	Solubile	20, 40
Fluocortolon	Ultralan	Schering	5, 10, 50		
Triamcinolon	Delphicort	Cyanamid Lederle	2, 4, 8		
	Volon	Heyden	1, 4, 8, 16		
Dexamethason	Fortecortin	Merck	0,5, 1,5, 4		

Glukokortikoid	Klinische Äquivalenzdosis	Rel. entzündungshemmende Wirkung	Rel. Na^+-Retention	Halbwertzeit min	Biol. Halbwertzeit Stunden	Schwellendosis für die Suppression der Hypophyse mg/m^2
Cortison	25	0,8	0,8	90	8–12	14
Cortisol	20	1	1	90	8–12	12
Prednison	5	3,5	0,6	200	18–36	9
Prednisolon	5	4	0,6	200	18–36	9
6-Methyl-prednisolon	4	5	0	200	18–36	9
Fluocortolon	5	5	0	200	18–36	9
Triamcinolon	4	5	0	200	18–36	9
Dexamethason	0,8	30	0	300	36–54	0,6

Tabelle A-4. Allergenextrakte zur Hyposensibilisierung. (Modifiziert nach *Ruppert* 1979)

Firma	Wäßrige Extrakte zur Injektion	Wäßrige Extrakte zur oralen Hypos.	Semi-Depot-Extrakte	Allergoide
Allergopharma	Novo-Helisen	Novo-Helisen oral	Novo-Helisen Depot	Heligod (Formaldehyd modifizierter Extrakt)
Basotherm	Pangramin	Oral Pangramin	Depot-Pangramin	
Bencard	SDL (spezifische Desensibilisierungslösung)	SDL oral	ADL (adsorbierte Desensibilisierungslösung) Tyrivac (an Tyrosin adsorbierte Substanzen aus der Hausstaubmilbe)	TA Tyrosin-Allergoid (Glutaraldehyd modifizierter, an Tyrosin adsorbierter Extrakt aus Gräser- und Roggenpollen)
a. m. b. Maser	Diepset	Dieporal	Diepdepot	
HAL	Allerset	Haloral	Depothal	
Hollister-Stier	Allergen-Extrakt WL Reless-Bienengift- oder Wespengiftextrakt (hochgereinigtes Lyophilisat)	Allergen-Extrakt OR	Allergen-Extrakt D S (pyridinextrahierter, alaungefällter Allergenextrakt aus Milben, Pollen, Epithelien, Schimmelpilzeln, einzeln oder kombiniert)	
Pharmacia	Pharmalgen (hochgereinigtes Beifuß, Gräser, Roggen, Birke, Erle, Hasel, Alternaria tenuis, Cladosporium, Hausstaubmilbe, Tierepithelien-Lyophilisat) Pharmalgen-4-Gräser-Injektions-Lsg. Pharmalgen-3-Bäume-Injektions-Lsg. Reless-Bienen- oder Wespengiftextrakt (hochgereinigtes Lyophilisat)	Spectralgen (hochgereinigtes Pollenallergen der entspr. Species)		
Scherax	ALK-wäßrig (hochgereinigte Extrakte, lyophilinisiert)	ALK-oral	ALK-Depot	

Tabelle A-5. Hyposensibilisierungsschemata für Semidepotextrakte.
Injektionsabstand 7–14 Tage
Injektionen streng subkutan

Stärke	Sensibilisierungsgrad		
	mäßig ml	hoch ml	
1 oder A	0,10	0,10	Von manchen Herstellern wird für hochemp-
	0,40	0,20	findliche Patienten, auch Kinder, zur Vorschal-
	0,70	0,40	tung eine niedrige Konzentrationsstärke ange-
		0,70	boten
		1,0	
		evtl. Konzentra-	
		tionsstärke 0 vor-	
		schalten	
2 oder B	0,10	0,10	
	0,20	0,20	
	0,40	0,40	
	0,70	0,70	
		1,0	
3 oder C	0,10	0,10	
	0,20	0,20	
	0,40	0,30	
	0,70	evtl. nicht weiter	
	1,0	steigern	

Nach Erreichen der Endkonzentration kann langsam auf 3–4 wöchentliche Injektionsabstände übergegangen werden.

TA-Tyrosin-Allergoid: (Extrakt aus Gräser- und Roggenpollen) Fertigspritzen und Durchstechflasche Glutaraldehyd-modifiziert, Tyrosin-fixiert	Grundbehandlung 3 Spritzen (300, 800, 2000 Noon-E) in der Vorsaison im Abstand von 7–14 Tagen. Daran anschließend evtl. 3 Fortsetzungsspritzen (2000 Noon-E) im Abstand von 7 Tagen bis 28 Tagen.
Tyrivac: (Hausstaubmilben –D. pteronyssimus-Extrakt). Tyrosin-fixiert Fertigspritzen	6 Spritzen als Grundbehandlung im Abstand von 7–14 Tagen, 1 Spritze im Rahmen der Fortsetzungsbehandlung 14 Tage nach letzter Spritze der Grundbehandlung. 6 weitere Spritzen als Fortsetzungsbehandlung in monatlichen Abständen.

Literatur

Aas K (1971) Hyposensitization in house dust allergy asthma. Acta Paediatr Scand 60:264
Aas K (1981) Heterogeneity of bronchial asthma. Allergy 36:3
ACCP-ATS Joint Committee on pulmonary nomenclature (1975) Pulmonary terms and symbols. Chest 67:383
Adkinson NR Jr (1980) The radioallergosorbent test: Uses and abuses. J Allergy Clin Immunol 65:1
Ahlquist RP (1948) A study of the adrenotropic receptors. Am J Physiol 153:586
Alexander AB, Cropp GJ, Chai H (1979) Effects of relaxation training on pulmonary mechanics in children with asthma. J Appl Behav Anal 12:27
Altounyan REC (1980) Review of clinical activity and mode of action of sodium cromoglycate. Clin Allergy 10 (Suppl):481
Altounyan REC (1981) Sodium cromoglycate in allergic and non-allergic obstructive airway disease. Pharmakotherapie 4:163
Anderson HR, Bailey PA, Cooper JS, Palmer JC (1981) Influence of morbidity, illness label, and social, family, and health service factors on drug treatment of childhood asthma. Lancet VII: 1030
Anderson SD, Silverman M, König P, Godfrey S (1975) Exercise induced asthma. Br J Dis Chest 69:1
Anderson SD, Schoeffel RE, Follet R, Perry CP, Daviskas E, Kendall M (1982) Sensitivity to heat and water loss at rest and during exercise in asthmatic patients. Eur J Respir Dis 63:459
Anderson SD (1983) Current concepts of exercise-induced asthma. Allery 38:289
Arnold JD, Hill GN, Sansom LN (1981) A comparision of the pharmacokinetics of theophylline in asthmatic children in the acute episode and in remission. Eur J Clin Pharmacol 20:443
Bancalari E, Jesse MJ, Gelbrand H, Garcia O (1977) Lung mechanics in congenital heart disease with increased and decreased pulmonary blood flow. J Pediatr 90:192
Barr LW, Logan GB (1964) Prognosis of children having asthma. Pediatrics 34:856
Bauer P, Schwager R (1983) Über die Wirksamkeit der Hyposensibilisierung bei Asthma bronchiale im Kindesalter unter Berücksichtigung der Histaminreagibilität des Bronchialsystems. Monatsschr Kinderheilk 131:140
Baur X, Frühmann G, Liebe V v (1978) Allergologische Untersuchungsmethoden (inhalativer Provokationstest, Hauttest RAST) für die Diagnose des Asthma bronchiale. Klin Wochenschr 56:1205
Berdel D, Heimann G (1984) Besonderheiten des Theophyllinmetabolismus im Kindesalter. Atemw und Lungenkrankheiten 10:526
Bernstein IL, Siegel SC, Brandon ML, Brown EB, Evans RR, Friedlaender S, Krumholz RA, Hadley RA, Handelman NI, Thurston D, Yamate M (1972) A controlled study of cromolyn sodium sponsored by the Drug Committee of the American Academy of Allergy. J Allergy 50:235
Berquist WE, Rachelefsky GS, Kadden M, Siegel SC, Katz RM, Fonkalsrud EM, Ament ME (1981) Gastroesophageal reflux-associated recurrent pneumonia and chronic asthma in children. Pediatrics 68:29
Biermann CW (1984) A comparison of late reactions to antigen and exercise. J Allergy Clin Immunol 73:654
Bishopric NH, Cohen HJ, Lefkowitz RJ (1980) Beta adrenergic receptors in lymphocyte subpopulations. J Allergy Clin Immunol 65:29
Blair H (1977) Natural history of childhood asthma. Arch Dis Child 52:613
Bleeker ER, Norman PS, Mason PL (1982) The effect of atropine on antigen — induced changes in airways reactivity to inhaled histamine in allergic asthma (Abstr). J Allergy Clin Immunol 69:95
Bousquet J, Menardo JL, Robinet-Levy M, Michel FB (1983) Möglichkeiten der Vorhersage allergischer Erkrankungen im Säuglingsalter. In: Wahn U (Hrsg) Aktuelle Probleme der päd. Allergologie. Fischer, Stuttgart New York, S 53

Brenner M, Marsiske C, Kunkel G, Lasius D, Sladek M, Kirchhoff E (1983) Erste Erfahrungen einer ambulanten Schnellhyposensibilisierung bei Graspollen-Allergikern mit einem hochgereinigten Extrakt (Spectralgen). Allergologie 6:204

Bretz U, Martin U, Mazzoni L, Engel G, Reinert H (1982) Modulation des β-adrenergen Systems: mögliche Implikationen für die prophylaktische Wirkung von Ketotifen beim Asthma. Triangel 21:133

Brogden RN (1983) Inhaled steroids: Pharmacology and toxicology. In: Clark TJH (ed) Steroids in asthma. Adis, Auckland New York London, p 121

Brooks SM, McGowan K, Bernstein L, Altenau P, Peagler J (1979) Relationship between numbers of beta adrenergic receptors in lymphocytes and disease severity in asthma. J Allergy Clin Immunol 63:401

Brown HM, Bhowmik M, Jackson FA, Thantrey N (1980) Beclomethasone dipropionate aerosols in the treatment of asthma in childhood. Practitioner 224:847

Buffum WP, Settipane GA (1966) Prognosis of asthma in childhood. Am J Dis Child 112:214

Burge PS (1983) Trigger factors in asthma. In: Clark TJH (ed) Steroids in asthma. Adis, Auckland New York London, p 61

Cade JF, Pain MCF (1973) Pulmonary function during clinical remission of asthma. How reversible is asthma? Aust NZ J Med 3:545

Clasen I, Wüthrich B (1976) Neuere Ergebnisse der peroralen Hyposensibilisierung beim kindlichen Asthma bronchiale. Monatsschr Kinderheilkd 124:248

Clissold SP, Heel RC (1984) Budesonide. A preliminary review of its pharmacodynamic properties and therapeutic efficacy in asthma and rhinitis. Drugs 28:485

Cloutier MM, Loughlin GM (1981) Chronic cough in children: A manifestation of airway hyperreactivity. Pediatrics 67:6

Cochrane GM (1983) Systemic steroids in Asthma. In: Clark TJH (ed) Steroids in asthma. Adis, Auckland New York London, p 103

Cockcroft DW, Killian DN, Mellon JJA, Hargreave FE (1977) Bronchial reactivity to inhaled histamine: A method and clinical survey. Clin Allergy 7:235

Cockcroft DW, Ruffin RE, Frith PA, Cartier A, Juniper EF, Dolovich J, Hargreave FE (1979) Determination of allergen-induced asthma: Dose of allergen, circulating IgE antibody concentration, and bronchial responsiveness to inhaled histamine. Am Rev Respir Dis 120:1053

Cohen SJ (1977) Psychological factors. In: Clark TJH, Godfrey S (eds) Asthma. Chapman & Hall, London

Cooke AG (1984) β-Adrenoceptor-adenylate cyclase: basic mechanisms of control. In: J. Morley: Beta-Adrenoceptors in asthma. Academic Press, London

Connell JT, Sherman WB (1964) Skin sensitizing antibody titer. III. Relationship of the skin sensitizing antibody titer to the intracutaneous skin test, to the tolerance of injections of antigens, and to effects of prolonged treatment with antigen. J Allergy 35:169

Conolly ME, Greenacre JK (1977) The beta adrenoceptor of the human lymphocyte and human lung parenchyma. Br J Pharmacol 59:17

Coombs RRA, Gell PGH (1963) The classification of allergic reactions underlying disease. In: Gell PGH, Coombs RRH (eds) Clinical aspects of immunology. Blackwell, Oxford

Cooper EJ, Grant IWB (1977) Beclomethasone dipropionate aerosol in treatment of chronic asthma. Br J Clin Pharmacol 4 Suppl:253

Croner S, Hedenskog S, Kjellman NIM, Odelram H (1980) Salbutamol by powder or spray inhalation in childhood asthma. Allergy 35:589

Croner S, Kjellman NIM, Eriksson B, Roth A (1982) IgE screening in 1701 newborn infants and the development of atopic disease during infancy. Arch Dis Child 57:364

Dale HH (1913) The anaphylactic reaction of plain muscle in the guinea pig. J Pharmacol Exp Ther 4:167

Dale HH (1906) On some physiological actions of ergot. J Physiol Lond 34:163

Dannaeus A, Johansson SGO, Foucard T (1978) Clinical and immunological aspects of food allergy in childhood. II. Development of allergic symptoms and humoral immune response to foods in infants of atopic mothers during the first 24 months of life. Acta Paediatr Scand 67:497

Davis MH, Saunders DR, Creer TL, Chai H (1973) Relaxation training facilitated by biofeedback apparatus as a supplemental treatment in bronchial asthma. J Psychosom Res 17:121

Dawson W, Tomlinson R (1974) Effects of cromoglycate and ETYA on the release of prostaglandins and SRS-A from immunologically challenged guinea-pig lungs. Br J Pharmacol 52:107

Debelic M (1983) Bedeutung der exogenen Allergie bei Kindern mit obstruktiven Atemwegserkrankungen. Päd Prax 27:649

Dees SC (1969) Asthma in infants and young children. Br Med J IV:321

Dickson W (1970a) A one year trial of intal compound in 24 children with severe asthma. In Pepys J, Frankland AW (eds) Disodium cromolgycate in allergic airways disease. Butterworth, London

Dickson W (1980b) Intal-compound in children. In: Pepys J, Frankland AW (eds) Disodium cromoglycate in allergic airway disease. Butterworth, London

Dixon M, Jackson DM, Richards JM (1980) The action of sodium cromoglycate on "C" fibre endings in the dog lung. Br J Pharmacol 70:11

Dolovich MB, Killian D, Wolff RK, Obminski G, Newhouse MT (1977) Pulmonary aerosol deposition in chronic bronchitis: Intermittent positive pressure breathing versus quiet breathing. Am Rev Respir Dis 115:397

Dubo S, McLean JA, Ching AYT, Wright HL, Kauffman PE, Sheldon JM (1961) A study of relationships between family situation, bronchial asthma, and personal adjustment in children. J Pediatr 59:402

Eberlein WR, Bongiovanni AM, Rodriguez CS (1967) Diagnosis and treatment: The complications of steroid treatment. Pediatrics 40:279

Eigen H (1982) The clinical evaluation of chronic cough. Pediatr Clin North Am 29:67

Empey DW, Laitinen LA, Jakobs L, Gold WM, Nadel JA (1976) Mechanisms of bronchial hyperreactivity in normal subjects after upper respiratory tract infection. Am Rev Respir Dis 113:131

Endres D (1980) Die Bedeutung des α_1-Antitrypsins in der Pneumologie. Atemweg Lungenkrankh 6:9

Fahrländer H (1983) Die Pathophysiologie der Überempfindlichkeitsreaktion auf Nahrungsmittel. Allergologie 6:169

Faith RE, Hessler JR, Small PA Jr (1977) Respiratory allergy in the dog: Induction by the respiratory route and the effects of passive antibody. Int Arch Allergy Appl Immunol 53:530

Fanta CH, Rossing TH, McFadden ER (1982) Glucocorticoids in acute asthma. A critical controlled trial. Am Rev Respir Dis 125:94

Fass B (1979) Glucocorticoid therapy for nonendocrine disorders: Withdrawal and coverage. Pediatr Clin North Am 26:251

Ferguson AC, Murray AB, Tze WJ (1982) Short-stature and delayed skeletal maturation in children with allergic disease. J Allergy Clin Immunol 69:461

Field WF (1962) Mucous gland hypertrophy in babies and children aged 15 years or less. Br J Dis Chest 62:11

Fireman P (1983) Status asthmaticus in children. In: Middleton E, Reed CE, Ellis EF (eds) Allergy, principles and practice, vol 3. Mosby, St. Louis Toronto

Fischer B, Schmutzer W (1982) Quantitative Methoden der Allergologie. II. Bestimmung von Immunmodulatoren (Biological response modifiers). RABS — Referenz Allergen Bioassay. Standardisierung von Allergenextrakten — Prinzipien und Ausführung. Allergologie 5:303

Fleisch JH, Kent KM, Cooper T (1973) Drug receptors in smooth muscle. In: Austen KF, Lichtenstein LM (eds) Asthma, physiology, immunpharmacology and treatment. Academic Press, New York, p 139

Foreman JC, Garland LG (1976) Cromoglycate and other antiallergic drugs: A possible mechanism of action. Br Med J I:820

Foucard T, Johannsson SGO (1971) In vitro diagnosis of atopic allergy. II. IgE and reaginic antibodies during and after rush desensitization. Int Arch Allergy Appl Immunol 41:434

Francis RS (1976) Long-term beclomethasone diproprionate aerosol therapy in juvenile asthma. Thorax 31:309

Fraser CM, Venter JC (1980) The synthesis of β-adrenergic receptors in cultured human lung cells induced by glucocorticoids. Biochem Biophys Res Commun 94:390

French TM, Alexander F (1941) Psychogenic factors in bronchial astma. Psychosom Med 4/1: Monograph

Freyschmidt J (1982) Radiologie allergischer Lungenerkrankungen. Internist (Berlin) 23:514

Frick OL, German DF, Mills J (1979) Development of allergy in children. I. Association with virus infections. J Allergy Clin Immunol 63:228

Frick OL (1983) Role of viral infections in asthma and allergy. Clin Rev Allergy 1:5

Gaddie J, Legge JS, Petrie G, Palmer KNV (1972) The effect of an α-adrenergic receptor blocking drug on histamine sensitivity in bronchial asthma. Br J Dis Chest 66:141

Galant SP, Duriseti L, Underwood S, Allred S, Insel PA (1980) Beta adrenergic receptors of polymorphonuclear particulates in bronchial asthma. J Clin Invest 65:577

Gebbie T (1983) Therapeutic choices in asthma. In: Clark TJH (ed) Steroids in asthma. Adis, Auckland New York London, p 83

Gelb AF, Lyons HA, Fairshter RD, Glauser FL, Morrissey R, Chetty K, Schiffmann P (1979) P. pulmonale in status astmaticus. J Allergy Clin Immunol 64:18

Geller-Bernstein C, Sneh N (1980) The management of bronchial asthma in children under the age of 3 1/2 years using intal (sodium cromoglycate) administered by spinhaler. Clin Allergy 10:503

Gibson GJ (1983) Pathophysiology and clinical correlates of asthma. In: Clark TJH (ed) Steroids in asthma. Adis, Auckland New York London, p 11

Gillard C, Dierckx JP, Jorde W, Werdermann K, Matthys H, Cegla UH, Migures J, Krempf M, Pauli G, Bessot JC (1978) Sodium cromoglycate with and without isoprenaline in older patients with bronchial obstruction. J Pharmacotherapy 1:78

Ginchansky E, Weinberger M (1977) Relationship of theophylline clearance to oral dosage in children with chronic asthma. J Pediatr 91:655

Girard JP (1981) Ketotifen and bronchial hyperreactivity in asthmatic patients. Clin Allergy 11: 449

Gleich GJ, Larson JB, Jones RT, Baer H (1974) Measurement of the potency of allergy extracts by their inhibitory capacities in the radio-allergosorbent test. J Allergy Clin Immunol 53:158

Godfrey S (1975) Exercise induced asthma — clinical, physiological and therapeutic implications. J Allergy Clin Immunol 56:1

Godfrey S (1977) Childhood asthma. In: Clark TJH, Godfrey S (eds) Asthma. Chapman & Hall, London, p 324

Godfrey S, König P (1974) Treatment of childhood asthma for 13 months and longer with beclomethasone dipropionate aerosol. Arch Dis Child 49:591

Gonsior, E, Schultze-Werninghaus G (1980) Diagnostik und Therapie des exogen-allergischen Asthma bronchiale. Fortschritte der letzten 10 Jahre. Internist (Berlin) 21:75

Gortmaker SL, Klein I, Walker D, Jacobs FH, Ruch-Ross H (1982) Parental smoking and the risk of childhood asthma. AJPH 72:574

Graff-Lonnevig V, Kraepelien S (1979) Long-term treatment with beclomethasone dipropionate aerosol in asthmatic children, with special reference to growth. Allergy 34:57

Gregg J (1977) Epidemiology. In: Clark TJH, Godfrey S (eds) Asthma. Chapman & Hall, London

Grobecker H, McCarthy R, Saavedra R, Chiueh CC (1977) Dopamine β-hydroxylase activity and catecholamine concentrations in plasma: Experimental and essential hypertension. Postgrad Med J 53 Suppl:43

Groggins RC, Hiller EJ, Milner AD, Stokes GM (1981) Ketotifen in the prophylaxis of childhood asthma. Arch Dis Child 56:304

Halpern SR, Sellars WA, Johnson RB, Anderson DW, Saperstein S, Reisch JS (1973) Development of childhood allergy in infants fed breast, soy or cowmilk. J Allergy Clin Immunol 51:139

Hanley SP (1981) Asthma variation with menstruation. Br J Dis Chest 75:306

Hardt von der H, Menger W (1980) Spiromechanische und atemmechanische Untersuchungen bei asthmakranken Kindern während eines Aufenthaltes an der Nordsee. Monatsschr Kinderheilkd 128:766

Harries MG (1981) Bronchial irritant receptors and a possible new action for cromolyn sodium. Ann Allergy 46:156

Hauspie R, Susanne C, Alexander F (1977) Maturational delay and temporal growth retardation in asthmatic boys. Pediatrics 59:200

Hendeles L, Weinberger M (1983) Theophylline. In: Middleton E, Reed CE, Ellis EF (eds) Mosby, St. Louis Toronto

Henderson WR, Shelhamer JH, Reingold DB, Smith LJ, Evans R, Kaliner M (1979) Alpha-adrenergic hyper-responsiveness in asthma. N Engl J Med 300:642

Hill, DJ, Shelton MJ, Hosking CS, Turner MW (1981) Growing out of asthma: Clinical and immunological changes over 5 years. Lancet II:1359

Hirata F, Schiffmann E, Venkatasubramanian K, Salomen D, Axelrod J (1980) A phospholipase A_2 inhibitory protein in rabbit neutrophils induced by glucocorticoids. Proceedings of the National Academy of Sciences, USA, 77:2533

Hodges, JGC, Milner AD, Stokes GM (1981a) Assessment of a new device for delivering aerosol drugs to asthmatic children. Arch Dis Child 56:787

Hodges, JGC, Groggins RC, Milner AD, Stokes GM (1981b) Bronchodilator effect of inhaled ipratropium bromide in wheezy toddlers. Arch Dis Child 56:729

Hötter GJ (1983) Korrelation zwischen Prick-Test, Gesamt-IgE und RAST bei Typ-I-Allergien. Allergologie 6:4

Hofmann, D, Wönne R, Glasemann H (1982) Über die Häufigkeit des Anstrengungsasthmas im Kindesalter. Monatsschr Kinderheilkd 130:91

Hofmann D (1983) Die Klinik des Asthma bronchiale im Kindesalter. Monatsschr Kinderheilkd 131:125

Hogg JC (1981) Bronchial mucosal permeability and its relationship to airways hyperreactivity. J Allergy Clin Immunol 67:421

Hogg JC, Williams J, Richardson JB, Macklem PT, Thurlbeck WM (1970) Age as a factor in the distribution of lower-airway conductance and in the pathologic anatomy of obstructive lung disease. N Engl J Med 282:1283

Hordorf AJ, Mellins RB, Gersony WM, Steeg CN (1977) Reversibility of chronic obstructive lung disease in infants following repair of ventricular septal defect. J Pediatr 90:187

Hughes DM, Spier S, Rivlin J, Levison H (1983) Gastroesophageal reflux during sleep in asthmatic patients. J Pediatrics 102:666

Ida S, Hooks JJ, Siraganian RP, Notkins AL (1977) Enhancement of IgE-mediated histamine release from human basophils by viruses: Role of interferon. J Exp Med 145:892

Ishizaka K (1980) Vorgänge an der Zellmembran bei der Aktivierung von Mastzellen zur Mediator-freisetzung. Krankenhausarzt 53:203

Ishizaka K, Ishizaka T (1978) Mechanisms of reaginic hypersensitivity and IgE antibody response. Immunol Rev 41:109

Jacobson E (1938) Progressive relaxation. University of Chicago Press, Chicago

Jarisch R, Sandor I, Götz M, Kummer F (1979) Immuntherapie allergischer Erkrankungen. Hautarzt 30:365

Jones ES (1980) The recognition and management of acute severe asthma. In: Belingham AJ (ed) Advanced Medicine, vol 16. Pitman, London, p 9

Kariman K, Lefkowitz RJ (1977) Decreased beta adrenergic receptor binding in lymphocytes from patients with bronchial asthma. Clin Res 25:503 (abstract)

Kattan M, Gurwitz D, Levison H (1980) Corticosteroids in status asthmaticus. J Pediatrics 96: 596

Kennedy JD, Hasham F, Clay MJD, Jones RS (1980) Comparison of actions of disodium cromoglycate and ketotifen on exercise-induced bronchoconstriction in childhood asthma. Br Med J 281:1458

Kersten W (1981) Parenterale Hyposensibilisierung. Allergologie 4:212

Khan AU, Olson DL (1977) Deconditionierung of exercise induced asthma. Psychosom Med 39: 382

Kim SP, Ferrara A, Chess S (1980) Temperament of asthmatic children. J Pediatr 97:483

King NJ (1980) The behavioral management of asthma and asthma-related problems in children: A critical review of the literature. J Behav Med 3:169

Kirkpatrick CH, Keller C (1967) Impaired responsiveness to epinephrine in asthma. Am Rev Respir Dis 96:692

Kjellen G, Tibbling, L, Wranne B (1981) Effect of conservative treatment of oesophageal dysfunction on bronchial asthma. Eur J Respir Dis 62:190

Kjelman B, Tollig H, Wettrell G (1980) Inhalation of racemic epinephrine in children with asthma. Allergy 35:605

Kjellman NIM (1982) Prediction and prevention of atopic allergy. Allergy 37:463

Kjellman NIM (1983) Erfahrungen in der Diagnose und Therapie mit gereinigten Allergenextrakten im Kindesalter. Allergologie 6:199

Kjellman NIM, Lanner A (1980) Hyposensitization in childhood hay fever. Allergy 35:323, 334

Kjellman NIM, Synnerstad B, Hansson LO (1976) Atopic allergy and immunoglobulins in children with adenoids and recurrent otitis media. Acta Paediatr Scand 65:593

Klein G, Urbanek R, Matthys H (1981) Long-term study of the protective effect of ketotifen in children with allergic bronchial asthma. The value of a provocation test in assessment of treatment. Respiration 41:128

Koeter GH, Meurs H, de Monchy GR, de Kries K (1982) Protective effect of disodium cromoglycate on propranolol challenge. Allergy 37:587–590

König P (1981) Hidden asthma in childhood. Am J Dis Child 135:1053

König P, Godfrey S (1973) Prevalence of exercise induced bronchial lability in families of children with asthma. Arch Dis Child 48:513

König W, Kroegel C, Möller G, Tesch H, Theobald K, Bohn A (1980) Intrazelluläre Regulation der allergischen Reaktion durch Mastzellen, Eosinophile und Neutrophile. Krankenhausarzt 53:211

König W, Theobald K, Pfeiffer P, Szperalski B, Bohn A (1983) Biochemische Aspekte der Pathogenese des Asthmasyndroms. Monatsschr Kinderheilkd 131:118

Kotses H, Glaus KD, Crawford PL, Edwards JE, Scherr MS (1976) Operant reduction of frontalis EMG activity in the treatment of asthma in children. J Psychosom Res 20:453

Kraemer R, Duquenne D, Mossay C, Geubelle F (1981) Mode of action of bronchodilating drugs on histamine-induced bronchoconstriction in asthmatic children. Pediatr Res 15:1433

Kraemer R, Meister B, Schaad UB, Rossi E (1983) Reversibility of lung function abnormalities in children with perennial asthma. J Pediatr 102:347

Kuzemko JA (1980) Natural history of childhood asthma. J Pediatr 97:886

LaForce CF, Miller MF, Chai H (1981) Effect of erythromycin on theophylline clearance in asthmatic children. J Pediatr 99:153

Lands AM, Arnold A, McAuliff JP, Luduena FP, Brown TG Jr (1967) Differentiation of receptor systems activated by sympathomimetic amines. Nature 214:597

Lanser K, Wichert P von (1979) Mukolytika in Klinik und Praxis. In: Herzog H, Nolte D, Schmidt P (Hrsg) Obstruktive Atemwegserkrankungen, Bd 6. Witzstrock, Baden-Baden Köln New York

Laros CD, Swierenga J (1972) Rehabilitation program in patients with obstructive pulmonary disease. Amer J Med 54, 344

Lavin N, Rachelefsky GS, Kaplan SA (1976) An action of disodium cromglycate: Inhibition of cyclic 3′,5′-AMP phosphodiesterase. J Allergy Clin Immunol 57:80

Lee TH, Nagakura T, Papageorgiou N, Cromwell O, Jikura J, Kay AB (1984) Mediators in exercise-induced asthma. J Allergy Clin Immunol 73:634

Lee WY, Sehon AH (1978) Suppression of reaginic antibodies with modified allergens. I. Reduction in allergenicity of protein allergens by conjugation to polyethylene glycol. Int Arch Allergy Appl Immunol 56:159

Leffert F (1980) The management of chronic asthma. J Pediatr 97:875

Lefkowitz RJ (1979) Direct binding studies of adrenergic receptors: Biochemical, physiologic and clinical implications. Ann Intern Med 91:450

Leigh G, Marley E (1967) Bronchial asthma. A genetic populations and psychiatric study. Pergamon, Oxford

Lenney W, Milner AD (1978) At what age do bronchodilators work? Arch Dis Childhood 53:532

Leynadier F, Luce H, Abrego A, Dry J (1981) Automated measurement of human basophil degranulation. Allergy 36:239

Lichtenstein LM (1978a) An evaluation of the role of immunotherapy in asthma. Am Rev Respir Dis 117:191

Lichtenstein LM (1978b) Mediators and the mechanism of their release. Chest 73:919 Suppl

Lichtenstein LM, Norman PS, Winkenwerder WL (1971) A single year of immunotherapy for ragweed hay fever. Immunological and clinical studies. Ann Intern Med 75:663

Lichtenstein LM, Ishizaka K, Norman PS, Sobotka AK, Hill BM (1973) IgE antibody measurements in ragweed hay fever. Relationship to clinical severity and the results of immunotherapy. J Clin Invest 52:472

Lindemann H, Volkheimer C (1981) Zur Messung des Nasenwiderstandes bei Säuglingen. Atemweg Lungenkrankh 7:206

Liu FT, Katz DH (1979) Immunological tolerance to allergenic protein determinants. A therapeutic approach for selectice inhibition of IgE antibody production. Proc Natl Acad Sci USA 76: 1430

Löllgen H, Löllgen-Horres J, Nieding G v (1976) Therapeutische Möglichkeiten bei chronisch-unspezifischen Atemwegserkrankungen. Fortschr Med 94:1276

Loren ML, Chai H, Leung P, Rohr C, Brenner AM (1980) Corticosteroids in the treatment of acute exacerbations of asthma. Ann Allergy 45:67

Lubs ML (1971) Allergy in 7000 twin pairs. Acta Allergol 26:249

Lubs ML (1972) Empiric risks for genetic counseling in families with allergy. J Pediatr 80:26

Lucarelli S, Frediani T, Barbatto MB, Marchetti F, Pellegrini G, Businco L (1981) Serum IgE in newborns from atopic patients, development of atopy and influence of type of feeding. Pediatr Res 15:1181 (abstract)

Luther B, Oehme J (1981) Ergebnisse und Erfahrungen bei der Hyposensibilisierung von Inhalations-Allergien im Kindesalter. Monatsschr Kinderheilkd 129:456

MacGlashan DW, Schleimer RP, Peters SP, Schulman ES, Adams GK, Sobotka AK, Newball HH, Lichtenstein LM (1983) Comparative studies of human basophils and mast cells. Fed Prod 42: 2504

Makino S, Ikemori K, Kashima T, Fukuda T (1977) Comparison of cyclic adenosine monophosphate response of lymphocytes in normal and asthmatic subjects to norepinephrine and salbutamol. J Allergy Clin Immunol 59:348

Mallorga P, Tallman JF, Henneberry RC, Hirata F, Strittmatter WT, Axelrod J (1980) Mepacrine blocks β-adrenergic agonist-induced desensitization in astrocytoma cells: Proceedings of the National academy of Sciences USA, 77:1341

Mann NP, Hiller EJ (1982) Ipratropium bromide in children with asthma. Thorax 37:72

Marquardt DL, Parker CW, Sullivan TJ (1978) Potentiation of mast cell mediator release by adenosine. J Immunol 120:871

Marsh DG (1975) Allergens and the genetics of allergy. In: Sela M (ed) The antigens. Academic Press, New York San Francisco London, p 271

Marsh DG, Lichtenstein LM, Campbell DH (1970) Studies on allergoids prepared from naturally occurring allergens. Immunology 18:705

Martin AJ, McLennan LA, Landau LI, Phelan PD (1980) The natural history of childhood asthma to adult life. Brit Med J XIV:1397

Martin U, Römer D (1978) The pharmacological properties of a new, orally active antianaphylactic compound: Ketotifen, a benzocycloheptathiophene. Drug Res 28:770

Matsuba K, Thurlbeck WM (1972) A morphometric study of bronchial and bronchiolar walls in children. Am Rev Respir Dis 105:908

Mattson A (1975) Psychological aspects of childhood asthma. Pediatr Clin North Am 22:77

Mattson K, Poppius H, Nikander-Hurme R (1979) Preventive effect of Ketotifen, a new anti-allergic agent, on histamine-induced bronchoconstriction in asthmatics. Clin Allergy 9:411

Mazurek N, Berger G, Pecht I (1980) A binding site on mast cells and basophils for the anti-allergic drug cromolyn. Nature 286:722

Mazurek N, Bashkin P, Petrank A, Pecht I (1983) Basophil variants with impaired cromoglycate binding do not respond to an immunological degranulation stimulus. Nature 303:528

McCarty ER, Frick OL (1983) Food sensitivity: Key to diagnosis. J Pediatr 102:645

McFadden ER (1981) An analysis of exercise as a stimulus for the production of airway obstruction. Lung 159:3

McFadden ER (1982) Modification of bronchial reactivity by existing asthma therapies (Abstract). In: International Conference on bronchial hyperreactivity held at the Hague. Oxford Publishing services, p 47

McFadden ER, Kiser R, de Groot WJ (1973) Acute bronchial asthma. Relations between clinical and physiologic manifestations. N Engl J Med 288:221

McFadden ER, Kiser R, de Groot WJ, Holmes B (1976) Recovery of plasma corticotrophins and cortisone levels. Am J Med 60:52

McFadden ER, Soter NA, Ingram RH (1980) Magnitude and site of airway response to exercise in asthmatics in relation to arterial histamine levels. J Allergy Clin Immunol 66:472

McIntosh K, Ellis EF, Hoffman LS, Lybass TG, Eller JJ, Fulginiti VA (1973) The association of viral and bacterial respiratory infections with exacerbations of wheezing in young asthmatic children. J Pediatr 82:578

McLean JA, Ching AYT (1973) Follow-up study of relationships between family situation, bronchial asthma and personal adjustment in children. J Am Acad Child Psychiatry 12:142

McNicol KN, Williams HB (1973) Spectrum of asthma in children. I. Clinical and physiological components. Br Med J IV:7

Mellis CM, Kattan M, Keens TG, Levison H (1978) Comparative study of histamine and exercise challenges in asthmatic children. Am Rev Respir Dis 117:911

Meurs H, Koëter GH, de Vries K, Kauffman HF (1982) The beta-adrenergic system and allergic bronchial asthma: Changes in lymphocyte beta-adrenergic receptor number and adenylate cyclase activity after an allergic-induced asthmatic attack. J Allergy Clin Immunol 70:272

Meyer E, Menger W, Wenner J (1976) Beurteilung und Begutachtung des kindlichen Asthmas. Kinderarzt 2:165

Miklich DR, Renne CM, Creer TL, Alexander AB, Chai H, Davis MH, Hoffman A, Danker-Brown P (1977) The clinical utility of behaviour therapy as an adjunctive treatment for asthma. J Allergy Clin Immunol 60:285

Milner AD (1980) Response to bronchodilator drugs in the first five years of life. Eur J Clin Pharmacol 18:117

Minuchin S (1977) Families and family therapy. Harvard University Press, Cambridge

Mitchell RG, Dawson B (1973) Educational and social characteristics of children with asthma. Arch Dis Child 48:467

Möller KL (1955) The prognosis of bronchitis asthmatoides during the first year of life. Acta Paediatr Scand 44:399

Moore N (1965) Behaviour therapy in bronchial asthma: A controlled study. J Psychosom Res 9: 257

Morr H (1978) Effect of disodium cromoglycate (Intal) on antigen-induced histamine release from passively sensitized human lung in vitro. Lung 155:33

Murray AB, Ferguson AC, Morrison B (1981) Airway responsiveness to histamine as a test for overall severity of asthma in children. J Allergy Clin Immunol 68:119

Nadel JA (1982) Mechanisms of airway hyperreactivity. In: International Conference on bronchial hyperreactivity held at the Hague. Oxford Publishing Services, p 5

Neijens HJ, Wesselius T, Kerrebijn KF (1981) Exercise induced bronchoconstriction as an expression of bronchial hyperreactivity. A study of its mechanisms in children. Thorax 36:517

Neuhaus EC (1958) A personality study of asthmatic and cardiac children. Psychosom Med 20:181

Nolte D, Lichterfeld A (Hrsg) (1980) Interaktion von Vagus und Sympathikus bei Bronchialerkrankungen. Urban & Schwarzenberg, München Wien Baltimore

Noon L (1911) Prophylactic inoculation against hay fever. Lancet 1:1572

Norman PS (1978) A review of immunotherapy. Allergy 33:62

Ojala K, Sipilä P, Sorri M, Karma P (1982) Role of atopic allergy in chronic otitis media. Acta Otolaryngol 93:55

Pakes GE, Brogden RN, Heel RC, Speight TM, Avery GS (1980) Ipratropium bromide: A review of its pharmacological properties and therapeutic efficacy in asthma and chronic bronchitis. Drugs 20:237

Patel KR (1981) Calcium antagonists in exercise-induced asthma. Br Med J 282:932

Paterson JW, Lulich KM, Goldie RG. Drug effects on beta-adrenoceptor function in asthma. In: J Morley: Beta-adrenoceptors in asthma. Academic Press, London, 1984

Patterson R (1979) Clinical efficacy of allergen immunotherapy. J Allergy Clin Immunol 64:155

Patterson R, Lieberman P, Irons JS, Pruzansky JJ, Melam HL, Metzger WJ, Zeiss CR (1983) Immunotherapy. In: Middleton E, Reed CE, Ellis EF (eds) Allergy, principles and practice, vol 2. Mosby, St. Louis Toronto

Peckham C, Butler N (1978) A national study of asthma in childhood. J Epidemiol Community Health 32:79

Pepys J, Davies RJ (1977) Allergy. In: Clark TJH, Godfrey S (eds) Asthma. Chapman & Hall, London, p 126

Pinkerton P (1971) Childhood asthma. Br J Hops Med 6:331

Pirquét C v (1906) Allergie. Münch Med Wochenschr 30:1457

Platts-Mills TAE, Maur RK von, Ishizaka K, Norman PS, Lichtenstein LM (1976) IgA and IgG antiragweed antibodies in nasal secretions. Quantitative measurements of antibodies and correlation with inhibition of histamine release. J Clin Invest 57:1041

Podleski WK, Panaszek BA, Schmidt JL, Burns RB (1984) Inhibition of eosinophil cytotoxic maior basic protein release by ketotifen in a patient with milk allergy, manifested as bronchial asthma — An electron microscopic study. Agents Actions 15, 177

Pöch G, Umfahrer W (1976) Differentiation of intestinal smooth muscle relaxation caused by drugs that inhibit phosphodiesterase. Naunyn Schmiedebergs Arch Pharmacol 293:257

Propping P, Voigtländer V (1983) Was ist gesichert in der Genetik der Atopien? Allergologie 6:160

Pullan CR, Hey EN (1981) 10-years follow-up of respiratory syncytial virus chest infection in infancy. Prog Respir Res 17:252

Rackeman FM, Edwards MC (1952) Asthma in children: A follow-up study 688 patients after an interval of twenty years. N Engl J Med 246:815

Rao M, Steiner P, Maraya R, Victoria MS, Jabar H, Hunt J (1982) Beclomethasone dipropionate for chronic asthma in children: The Kings County Hospital experience. J Asthma 19:21

Rebien W, Puttonen E, Maasch HJ, Stix E, Wahn U (1982) Clinical and immunological response to oral and subcutanous immunotherapy with grass pollen extracts. A prospective study. Eur J Pediatr 138:341

Rebuck AS, Read J (1971) Assessment of management of severe asthma. Am J Med 51:788

Reed CE (1968) Beta-adrenergic blockade, bronchial asthma and atopy. J Allergy Clin Immunol 42:238

Reed CE (1974) Abnormal autonomic mechanisms in asthma. J Allergy Clin Immunol 53:34

Reed CE, Townley RG (1983) Asthma: Classification and pathogenesis. In: Middleton E, Reed CE, Ellis EF (eds) Allergy, principles and practice, vol 2. Mosby, St. Louis Toronto, p 881

Rees L (1963) The significance of parental attitudes in childhood asthma. J Psychosom Res 7: 181

Reid L (1977) Influence of the pattern of structural growth of lung on susceptibility to specific infectious diseases in infants and children. Pediatr Res 11:210

Reimer LG, Morris HG, Ellis EF (1975) Growth of asthmatic children during treatment with alternate — day steroids. J Allergy Clin Immunol 55:224

Reinert M, Biro G (1981) Ergebnisse einer 1–3jährigen Hyposensibilisierung mit Tyrosin-Allergoiden. Vergleich mit aluminiumadsorbierten Lösungen. Prax Klin Pneumol 35:71

Reinhardt D (1980a) Therapie des Asthma bronchiale im Kindesalter. Monatskurse für die ärztliche Fortbildung, Teil 1, 30, 1005; Teil 2, 30, 1032

Reinhardt D, Stemmann EA (1980b) Nichteinhalten von Therapieanweisungen im Kindesalter: Ursachen und Möglichkeiten zur Verbesserung am Beispiel der Therapie des Asthma bronchiale. Gefäß — Patient — Therapie. 6. Int. Angiol und angiographische Seminar. Witzstrock, Baden-Baden

Reinhardt D, Nagel M, Stemmann EA, Wegner F (1980c) Catecholamines and cyclic AMP in allergic and exercise induced asthma of childhood. Eur J Pediatr 134:45

Reinhardt D, Schuhmacher P, Fox A, Stemmann EA, Wegner F (1980d) Comparison of the effects of theophylline, prednisolone and sleep withdrawal on airway obstruction and urinary cyclic AMP/cyclic GMP excretion of asthmatic children with and without nocturnal asthma. Int J Clin Pharmacol 18:399

Reinhardt D, Borchard U (1982a) H_1-receptor antagonists: Comparative pharmacology and clinical use. Klin Wochenschr 60:983

Reinhardt D, Becker B, Nagel-Hiemke M, Matern M, Wegner F, Fuchs F (1982b) The role of histamine and noradrenaline in allergic and exercise induced asthma of childhood and the effect of theophylline treatment. Klin Wochenschr 60:919

Reinhardt D, Richter O, Schaefers M, Becker B (1982c) Klinische Pharmakologie des Theophyllins. Internist (Berlin) 23:728

Reinhardt D, Becker B (1983a) Adrenerge β-Rezeptoren bei der obstruktiven Bronchitis im Säuglingsalter. In: Wahn U (Hrsg) Aktuelle Probleme der päd. Allergologie. Fischer, Stuttgart New York, p 161

Reinhardt D, Becker, B, Nagel-Hiemke M, Schiffer T, Zehmisch T (1983b) Influence of β-receptor agonists and glucocorticoids on alpha- and beta-adrenoceptors of isolated blood cells from asthmatic children. Pediatr Pharmacol 3:293

Reinhardt D, Zehmisch T, Becker B, Nagel-Hiemke M (1984) Age-dependency of alpha- and beta-adrenoceptors on thrombocytes and lymphocytes of asthmatic and non-asthmatic children. Eur J Pediatr 142:111

Reinhardt D (1985) Die Behandlung mit Glucocorticosteroiden. In: von Harnack GA (Hrsg) Therapie der Krankheiten des Kindesalters. Springer, Berlin Heidelberg New York, S 948

Reinhardt D (to be published) Steroid antiinflammatory drugs. In: Pipenger E, Morselli PL (eds) Pediatric Clinical Pharmacology. Raven, New York

Richter O, Reinhardt D, Appel R (1981) Pharmacokinetic and pharmacodynamic data analysis of theophylline for three different drug forms. Int J Clin Pharmacol 19:479

Richter O, Reinhardt D (1982) Methods for evaluating optimal dosage regimes and their application to theophylline. Int J Clin Pharmacol 20:564

Richter O, Reinhardt D (1983) Problematik der Entwicklung von Dosierungsschemata für medikamentöse Behandlungen im Kindesalter. Monatsschr Kinderheilkd 131:63

Rieger CHL (1983) Asthma bronchiale. Langzeittherapie und Prognose. Monatsschr Kinderheilkd 131:128

Rimsza ME (1978) Complications of corticosteroid therapy. Am J Dis Child 132:806

Roldaan AC, Masural N (1982) Viral respiratory infections in asthmatic children staying in a mountain resort. Eur J Respir Dis 63:140

Rose JQ, Nickelson JA, Middleton E, Yurchak AM, Park BH, Jusko WJ (1980) Prednisolone disposition in steroid-dependent asthmatic children. J Allergy Clin Immunol 66:366

Rosefeldt H (1982) Asthma bronchiale im Kindesalter. Psychosomatische Aspekte. Z Allg Med 58: 180

Ruffin RE, Fitzgerald JD, Rebuck AS (1977) A comparison of the bronchodilator activity of SCH 1000 and salbutamol. J Allergy Clin Immunol 59:136

Ruppert V (1979) Therapie allergischer Krankheiten. Dustri-Verlag, München-Deisenhofen

Rushton AR (1982) The role of the chest radiograph in the management of childhood asthma. Clin Pediatr 21:325

Saarinen UM, Backman A, Kajosaari M, Silmes MA (1979) Prolonged breast-feeding as prophylaxis for atopic disease. Lancet II:163

Saeed SA, Butt NM, Sheldon D, Edwards DJ, Taylor WA (1980) A comparison of the inhibitory effects of cromoglycate on cyclic nucleotide phosphodiesterase activity in intact lymphocytes, macrophages and mast cells. Biochem Soc Trans 8:199

Schaefers M, Richter O, Reinhardt D, Becker B (1984) Relationship between pharmacodynamics and pharmacokinetics in asthmatic children receiving a sustained release formulation of theophylline. Int J Clin Pharmacol 22:406

Scherr MS, Scherr LB, Morton JL (1980) Use of inhaled beclomethasone dipropionate and optimized theophylline doses in asthmatic children at camp bronco junction, 1977–1978. Ann Allergy 44:82

Schmidt E (1979) Neuere Aspekte der Ernährung mit Muttermilch. Dtsch Ärztebl 76:639

Schmutzler W (1981) Möglichkeiten der Arzneimitteltherapie allergischer Erkrankungen. Pharmakotherapie 4:155

Schnyder UW (1972) Zur Humangenetik der Neurodermitis atopica. Arch Dermatol Forsch 244: 347

Schuhl JF, de Cuesta DH (1981) A double blind trial comparing disodium cromoglycate (DSCG) and ketotifen in extrinsic asthmatic children. Clin Allergy 11:401

Schultz JH, Luthe W (1969) Autogenic training: A psychophysiological approach to psychotherapy. Grune & Stratton, New York London

Schultze-Werninghaus G (1981) Dinatrium cromoglicicum in der Therapie des Asthma bronchiale. Dtsch Med Wochenschr 106:874

Schultze-Werninghaus G, Schwarting HH (1974) Die protektive Wirkung von Dinatrium cromoglicicum im inhalativen Antigen-Provokationstest bei Bäckerasthma. Pneumologie 151:115

Schultze-Werninghaus G, Gonsior E, Kappos A (1983) Zeitlicher Verlauf des spezifischen Atemwegswiderstandes nach Provokationsproben mit Allergenen oder Pharmaka (Histamin, Azetylcholin, Metacholin) beim Asthma bronchiale. Allergologie 6:260

Scott PH, Tabachnik E, MacLeod S, Correia J, Newth C, Levison H (1981) Sustained release theophylline for childhood asthma: Evidence for circadian variation of theophylline pharmacokinetics. J Pediatr 99:476

Settipane GA, Klein DE, Boyd GK, Sturam JH, Freye HB, Weltman JK (1979) Adverse reactions to cromolyn. JAMA 23:811

Shapiro GG, Furukawa CT, Pierson WE, Bierman CW (1982) Metacholine bronchial challenge in children. J Allergy Clin Immunol 69:365

Shapiro GG (1983) Corticosteroids in the treatment of allergic disease: principles and practice. Pediatr Clin North Am 30:955

Sheard P, Blair AMJN (1970) Disodium cromoglycate: Activity in three in vitro models of the immediate hypersensitivity reaction in the lung. Int Arch Allergy Appl Immunol 38:217

Sibbald B, Horn MEC, Brain EA, Gregg I (1980) Genetic factors in childhood asthma. Thorax 35: 671

Siegel RL, Twarog FJ (1982) Emergency room therapy of the pediatric patient with status asthmaticus. J Asthma 19:47

Siegel SC, Katz RM, Rachelefsky GS (1983) Asthma in infancy and childhood. In: Middleton E, Reed CE, Ellis EF (eds) Allergy, principles and practice. Mosby, St. Louis Toronto, p 863

Simons FER, Pierson WE, Biermann CW (1977) Respiratory failure in childhood status asthmaticus. Am J Dis Child 131:1097

Simons FER, Luciuk GH, Becker AB, Gillespie CA (1982) Ketotifen: A new drug for prophylaxis of asthma in children. Ann Allergy 48:145

Siraganian RP (1977) Automated histamine analysis for in vitro allergy testing. II. Correlation of skin test results with in vitro whole blood histamine release in 82 patients. J Allergy Clin Immunol 59:214

Siraganian RP, Hook WA (1980) Histamine release and assay methods for the study of human allergy. Am Soc Microbiol 808

Sobotka AK, Malveaux FJ, Marone G, Thomas LL, Lichtenstein LM (1978) IgE-mediated basophil phenomena: Quantitation, control, inflammatory interactions. Immunol Rev 41:171

Spector SL, Wangaard CH, Farr RS (1979) Aspirin and concomitant idiosyncrasies in adult asthmatic patients. J Allergy Clin Immunol 64:500

Speight ANP (1978) Is childhood asthma being underdiagnosed and undertreated? Br Med J II: 331

Stadel JM, Shorr RG, Limbird LE, Lefkowitz RJ (1981) Evidence that a β-adrenergic-receptor associated guanine nucleotide regulatory protein conveys guanosine 5'-O-(3-thiotriphosphate)-dependent adenylate cyclase activity. J Biol Chem 256:16

Staudenmayer H (1981) Parental anxiety and other psychosocial factors associated with childhood asthma. J Chronic Dis 34:627

Staudenmayer H (1982) Medical manageability and psychosocial factors in childhood asthma. J Chronic Dis 35:183

Steinhausen HC, Stephan H, Schindler-Lembenz HP (1983) Vergleichende Studien zur Psychopathologie bei Asthma bronchiale und cystischer Fibrose. Monatsschr Kinderheilkd 131:145

Stemmann EA (1985) Asthma bronchiale und asthmatische Bronchitis. In: Harnack GA von (Hrsg) Therapie der Krankheiten des Kindesalters. Springer, Berlin Heidelberg New York, S 475

Stemmann EA, Kosche F (1975) Comparison of the effect of SCH 1000 MDI, Sodium cromoglycate and beta-adrenergic drugs on exercise-induced asthma in children (Abstract). Postgrad Med J 51:105

Stemmann EA, Wegner F, Schachhoff R, Reinhardt D (1979) Orale Hyposensibilisierung bei Kindern. Prax Klin Pneumol 33:302

Stenson WF, Parker CW (1980) Monohydroxyeicosatetraenoic acids (HETEs) induce degranulation of human neutrophils. J Immunol 124:2100

Sterzel U (1977) Empirische Untersuchung über Zusammenhänge zwischen somatischen und psychischen Variablen beim Asthma bronchiale im Kindesalter. Inaugural-Dissertation, Universität Düsseldorf

Stintzing G, Zetterström R (1979) Cow's milk allergy, incidence and pathogenetic role of early exposure to cow's milk formula. Acta Paediatr Scand 68:383

Suter-Vetter S (1966) Ergebnisse der spezifischen Desensibilisierung beim Asthma bronchiale. Schweiz Med Wochenschr 96:1684

Sutherland EW, Robison GA, Butcher RW (1968) Some aspects of the biological role of adenosine 3',5'-monophosphate (cyclic AMP). Circulation 37:279

Swartz SL, Dluhy RG (1978) Corticosteroids: Clinical pharmacology and therapeutic use. Drugs 16:238

Szczeklik A, Gryglewski RJ (1983) Asthma and antiinflammatory drugs: Mechanisms and clinical patterns. Drugs 25:533

Szentivanyi A (1968) The beta adrenergic theory of the atopic abnormality in bronchial asthma. J Allergy 42:203

Szentivanyi A (1980) The radioligand binding approach in the study of lymphocytic adrenoceptors and the constitutional basis of atopy. J Allergy Clin Immunol 65:5

Szentivanyi A, Szentivanyi J (1983) Neuester Stand der Rezeptorentheorie bei Atopie. Allergologie 6:155

Tabachnik E, Levison H (1981) Infantile bronchial asthma. J Allergy Clin Immunol 67:339

Tal A, Miklich DR (1976) Emotionally induced decreases in pulmonary flow rates in asthmatic children. Psychosom Med 38:190

Tashkin DP, Conolly ME, Deutsch RI (1982) Subsensitization of beta-adrenoceptors in airways and lymphocytes of healthy and asthmatic subjects. Am Rev Respir Dis 125:185

Theoharides TC, Sieghart W, Greengard P, Douglas WW (1980) Antiallergic drug cromolyn may inhibit histamine secretion by regulating phosphorylation of a mast cell protein. Science 207:80

Triggle DJ (1981) New perspectives on calcium antagonists. Am Physiol Soc 1:18

Turner-Warwick M, Batten JC (1972) Brompton Hospital/Medical Research Council Collaborative Trial: Long-term study of disodium cromoglycate in treatment of severe extrinsic or intrinsic bronchial asthma in adults. Br Med J IV:383

Twiesselmann F (1969) Dévelopment biométrique de l'enfant à l'adult. Paris 1969, Presses universi-
taire de Bruxelles, Librairie Maloine

Ulmer WT, Zimmermann I, Islam MS (1982) Das überempfindliche Bronchialsystem. Experimental
facts. III. Bochumer Treff. Gedon & Reuss, München

Ulmer WT, Reichel G, Nolte D, Islam MS (1983) Die Lungenfunktion. Physiologie und Pathophysiologie, Methodik. Thieme, Stuttgart New York

Urbanek R, Gehl R (1982) Wirksamkeit oraler Hyposensibilisierung bei Hausstaubmilbenallergie.
Monatsschr Kinderheilkd 130/3:150

Urbanek R, Klein G (1980) Untersuchungen zum protektiven Effekt von Ketotifen bei allergischen
Kindern mit Asthma bronchiale. Klin Pädiatr 192:309

Urbanek R, Kuhn W, Forster J, Michel E (1982) Immunological criteria for terminating hyposensitization treatment. Eur J Pediatr 139:316

Vedanthan PK, Menon MM, Bell TD, Bergin D (1977) Aspirin and tartrazine oral challenge-
incidence of adverse response in chronic childhood asthma. J Allergy Clin Immunol 60:8

Vlasses PH, Ferguson RK, Koplin JR, Clementi RA, Green PJ (1981) Adrenocortical function after
chronic inhalation of fluocortinbutyl and beclomethasone diproprionate. Clin Pharmacal Ther
29:643

Voorhorst R (1977) Die pathogenen Allergene in Hausstaub. Therapiewoche 27:4351

Voorhorst R (1981) Biologische Standardisierung von Allergenextrakten. Allergologie 4:167

Wagner J, Reinhardt D, Schümann HJ (1973) Comparison of the bronchodilator and cardiovascular
actions of isoprenaline, Th 1165a, terbutaline and salbutamol in cats and isolated organ
preparations. Res Exp Med (Berl) 162:49

Wahn U (1980) Möglichkeiten und Grenzen der allergen-induzierten Histaminfreisetzung aus
Leukozyten als in-vitro Technik für die Allergologie. Allergologie 3:364

Wahn U, Rebien W (1979) Ergebnisse der oralen Hyposensibilisierung bei kindlichen Pollenallergikern. Pädiatr Prax 21:455

Weber RW, Petty WE, Nelson HS (1979a) Aerosolized terbutaline in asthmatics. Comparison of
dosage strength, schedule and method of administration. J Allergy Clin Immunol 63:116

Weber RW, Hoffman M, Raine DA, Nelson HS (1979b) Incidence of bronchoconstriction due to
aspirin, azo dyes, non-azo dyes, and preservatives in a population of perennial asthmatics.
J Allergy Clin Immunol 64:32

Weck de AL (1981) Perspektiven der Immuntherapie. Allergologie 4:225

Wegner F, Fenkes A, Stemmann EA, Reinhardt D (1981) Influence of preseasonal treatment with
L-tyrosine-absorbed allergoids on IgE-mediated histamine release from basophils of children
suffering from allergic diseases. Agents Actions 11:111

Wegner F, Hockamp R, Rutschke A, Becker B, Reinhardt D (1983) Superiority of the histamine
release test above case history, prick test and radio-allergosorbent test in predicting bronchial
reagibility to house dust mite in asthmatic children. Klin Wochenschr 61:43

Weinberger M, Bronsky EA (1974) Evaluation of oral bronchodilator therapy in asthmatic children.
J Pediatr 84:421

Welliver RC, Kaul TN, Ogra PL (1980) The appearance of cell bound IgE in respiratory tract
epithelium after respiratory-syncytial-virus infection. N Engl J Med 303:1198

Wells E, Mann J (1983) Phosphorylation of a mast cell protein in response to treatment with
antiallergic compounds. Biochem Pharmacol 32:837

Werner M, Gronemeyer W, Fuchs E (1970) Ergebnisse der spezifischen Hyposensibilisierung mit
wäßrigen Allergenextrakten. Dtsch Med Wochenschr 95:877

WHO (Regional Office for Europe) Long-term programme in environmental pollution control in
Europe. Chronic respiratory diseases in children in relation to air pollution. WHO, Copenhagen

Wide L, Bennich H, Johansson SGO (1967) Diagnosis of allergy by an in vitro test for allergen
antibodies. Lancet II:1105

Williams H, McNicol KN (1969) Prevalence, natural history, and relationship of wheezy bronchitis
and asthma in children. An epidemiological study. Br Med J IV:321

Williams LT, Snyderman R, Lefkowitz RJ (1976) Identification of beta-adrenergic receptors in
human lymphocytes by $(-)$ [^{3}H]-alprenolol binding. J Clin Invest 57:149

Wönne R, Hofmann D, Kögel F (1978) Ergebnisse der Hyposensibilisierungsbehandlung im Kindesalter. Monatsschr Kinderheilkd 126:119

Wortmann F (1962) Zur Testung und peroralen Desensibilisierung beim kindlichen Asthma
bronchiale. Ann Paediatr 198:64

Wortmann F (1978) Behandlungserfolge bei oraler Desensibilisierung. Atemweg Lungenkrankh 4:39
Wortmann F (1981) Orale Hyposensibilisierung. Allergologie 4:219
Wright BM, McKerrow CB (1959) Maximum forced exspiratory flow rate as a measure of a new
    portable instrument for measuring it. Br Med J II:1041
Wüthrich B (1983) Stellenwert von Hauttest und Serologie (RAST) in der Diagnostik von
    Nahrungsmittelallergien. Allergologie 6:177
Wüthrich B, Radielovic P (1978) Zur medikamentösen Bronchialasthma-Prophylaxe. Dtsch Med
    Wochenschr 103:1865
Wyatt R, Weinberger M, Hendeles L (1978) Oral theophylline dosage for the management of chronic
    asthma. J Pediatr 92:125
Zach M, Erben A, Olinsky A (1981) Croup, recurrent croup, allergy and airways hyperreactivity.
    Arch Dis Child 56:336
Zack BG (1981) Status asthmaticus in childhood. AFP 23:105

Monographien

Berman BA, MacDonnell KF (eds) (1981) Differential diagnosis and treatment of pediatric allergy.
    Little, Brown & Company, Boston
Clark TJH, Godfrey S (eds) (1977) Asthma. Chapman & Hall, London
Fenner A, Hardt H v d (Hrsg) (1985) Pädiatrische Pneumologie. Springer-Verlag, Berlin Heidelberg
    New York, Tokio
Herzog H, Empey DW (Hrsg) (1980) Asthma. Karger, Basel.
Kuzemko JA (Hrsg) (1983) Asthma im Kindesalter. Hippokrates Verlag, Stuttgart
McFadden ER (Hrsg) (1982) Asthma bronchiale und bronchiale Hyperreagibilität. Thieme, Stuttgart
Middleton E, Reed CE, Ellis EF (eds) (1983) Allergy. Principles and Practice. Mosby Company,
    St. Louis, Toronto
Nolte D (1984) Asthma. Urban & Schwarzenberg, München Wien Baltimore

Sachverzeichnis

Aarane®

FISONS Arzneimittel GmbH, Köln, **Aarane®**
Zusammensetzung: 1 Sprühstoß zu 69,35 mg enthält: 1 mg Cromoglicinsäure, Dinatriumsalz (Dinatrium cromoglicicum) und 0,5 mg Reproterolhydrochlorid sowie als Treibmittel 40,19 mg Dichlordifluormethan und 26,79 mg Cryofluoran. **Anwendungsgebiete:** Aarane dient zur Verhütung und Behandlung von Atemnot bei chronisch-obstruktiven Atemwegserkrankungen: Asthma bronchiale (allergisches Asthma und nichtallergische, endogene Asthmaformen, ausgelöst durch Belastung, Streß oder Infekt), chronische, asthmaähnliche Bronchitis verschiedener Ursache mit oder ohne Lungenblähung (Emphysem). **Gegenanzeigen:** Obwohl keine Anhaltspunkte für eine fruchtschädigende Wirkung bestehen, soll die Anwendung von Aarane während der ersten drei Monate der Schwangerschaft möglichst vermieden werden. **Nebenwirkungen:** Wie bei allen Beta-2-Sympathomimetika-haltigen Präparaten können bei besonders empfindlichen Patienten gelegentlich feines Fingerzittern, Herzklopfen und Unruhe auftreten. Bei verstärktem Auftreten solcher Erscheinungen ist der behandelnde Arzt zu Rate zu ziehen.

Wechselwirkungen mit anderen Mitteln: Bei gleichzeitiger Anwendung von anderen bronchialerweiternden Mitteln (Adrenergika) ist auf eine mögliche Verstärkung der oben beschriebenen Nebenwirkungen zu achten. **Dosierungsanleitung und Art der Anwendung:** Soweit nicht anders verordnet, gelten für Erwachsene und Kinder folgende Dosierungsempfehlungen: Zur vorbeugenden Behandlung von Atemnot viermal täglich zwei Sprühstöße Aarane inhalieren; d.h. je zwei Inhalationen nach dem Aufstehen, zur Mittagszeit, gegen Abend und vor dem Schlafengehen. Falls erforderlich, können zur Behandlung von akuter Atemnot ein bis zwei Sprühstöße inhaliert werden. Bei Bedarf kann die Inhalation nach frühestens drei Stunden wiederholt werden. **Darreichungsform, Packungsgrößen und Preise:** Originalpackung mit 112 Einzeldosen zur Inhalation DM 51,25; Doppelpackung mit 2 x 112 Einzeldosen zur Inhalation DM 95,35. (Stand 1.7.1988)

Intal®

FISONS Arzneimittel GmbH, Köln, **Intal®**. Wirkstoff: Cromoglicinsäure, Dinatriumsalz
Zusammensetzung: 1 Kapsel enthält: 20 mg Cromoglicinsäure, Dinatriumsalz (Dinatrium cromoglicicum). **Anwendungsgebiete:** Intal dient der vorbeugenden Behandlung asthmatischer Beschwerden: Asthma bronchiale (allergisches Asthma und nichtallergische, endogene Asthmaformen, ausgelöst durch Belastung, Streß oder Infekt). Asthmoide Bronchitis. Allergische Bronchitis. **Hinweis:** Intal gewährt, regelmäßig angewendet, Schutz vor asthmatischen Beschwerden. Es ist jedoch nicht zur Behandlung akuter Anfälle gedacht. **Gegenanzeigen:** Anhaltspunkte für eine fruchtschädigende Wirkung liegen bislang nicht vor. Dennoch sollte aus grundsätzlichen Erwägungen während der ersten drei Monate der Schwangerschaft Intal nur angewendet werden, wenn der Arzt es für erforderlich hält. **Nebenwirkungen:** Durch das Einatmen des trockenen Pulvers kann es vereinzelt bei Patienten mit überempfindlichen Atemwegen zu einem Reizeffekt im Rachenraum oder zu einem leichten, vorübergehenden Bronchospasmus kommen; in sehr seltenen Fällen bei extrem überempfindlichen Patienten zur Ausbildung schwerer Bronchospasmen.

Dosierungsanleitung und Art der Anwendung: Soweit nicht anders verordnet, viermal täglich den Pulverinhalt einer Kapsel Intal mit dem Spinhaler® inhalieren; d.h. je eine Kapsel nach dem Aufstehen, zur Mittagszeit, gegen Abend und vor dem Schlafengehen. Für Kinder und Erwachsene gilt die gleiche Dosierung. Der Spinhaler wird separat verordnet. Im Spinhaler-Behältnis nicht mehr als eine Tagesdosis an Intal-Kapseln aufbewahren. Das Pulver in den Kapseln kann mitunter etwas klumpig aussehen, ohne daß dadurch die Wirkung beeinträchtigt wird. In einigen Fällen verbleiben in der Kapsel auch nach vorschriftsmäßiger Inhalation geringe Pulverreste. Dies ist jedoch ohne Bedeutung, da eine therapeutisch ausreichende Dosis inhaliert wird. Trocken aufbewahren. Behältnis nach Gebrauch sorgfältig verschließen. **Darreichungsform, Packungsgröße und Preis:** Originalpackung mit 100 Kapseln mit je 20 mg Pulver zum Inhalieren mit dem Spinhaler DM 102,55. Spinhaler zur Inhalation der Intal-Kapseln DM 12,30. (Stand 1.7.1988)

Bilordyl® 100/250

FISONS Arzneimittel GmbH, Köln, **Bilordyl® 100/250**. Wirkstoff: Theophyllin
Zusammensetzung: Bilordyl 100: 1 Retardkapsel enthält: 100 mg Theophyllin, H_2O-frei. Bilordyl 250: 1 Retardkapsel enthält: 250 mg Theophyllin, H_2O-frei. **Anwendungsgebiete:** Bilordyl 100/250 dient zur Behandlung und Verhütung von Atemnotzuständen bei chronisch-obstruktiven Atemwegserkrankungen, wie z.B. Asthma bronchiale, chronischer Bronchitis und Lungenemphysem. **Gegenanzeigen:** Theophyllin soll nur bei strengster Indikation und mit Vorsicht angewendet werden bei: frischem Herzinfarkt, schwerem Bluthochdruck, tachykarder Arrhythmie, hypertropher obstruktiver Kardiomyopathie, Hyperthyreose, Epilepsie, Magen- oder Zwölffingerdarmgeschwür, älteren Patienten (über 60 Jahre), Nieren- oder Leberkrankheiten. Während der Schwangerschaft, insbesondere im ersten Trimenon, und während der Stillzeit sollte Bilordyl 100/250 nur bei strengster Indikation angewendet werden. **Nebenwirkungen:** Kopfschmerzen, Erregungszustände, Gliederzittern, Unruhe, Schlaflosigkeit, beschleunigter oder unregelmäßiger Herzschlag, Herzklopfen, Magenbeschwerden, Übelkeit, Erbrechen und Durchfall können infolge einer relativen Überdosierung (bei individueller Überempfindlichkeit) oder einer Überdosierung (Theophyllin-Konzentration im Plasma über 20 mg/l) auftreten. Bei Theophyllin-Plasmaspiegeln höher als 20 mg/ml können zudem toxische Nebenwirkungen wie Krampfanfälle, ventrikuläre Arrhythmien und schwere Magen-Darm-Erscheinungen auftreten.

Wechselwirkungen mit anderen Mitteln: 1. Synergistische Wirkungen (Wirkungsverstärkung) mit Furosemid, β_2-Adrenergika und anderen xanthinhaltigen (z.B. coffeinhaltigen) Medikamenten. 2. Beschleunigter Theophyllin-Abbau und/oder verminderte Bioverfügbarkeit und verminderte Wirksamkeit bei Rauchern, gleichzeitiger Gabe von Phenobarbital, Rifampicin, Isoniazid, Phenytoin, Carbamazepin, Sulfinpyrazon (evtl. Erhöhung der Dosis angezeigt). 3. Verzögerter Abbau und/oder Erhöhung des Theophyllin-Plasmaspiegels und erhöhte Gefahr von Nebenwirkungen und Überdosierung bei oralen Kontrazeptiva, Makrolid-Antibiotika (z.B. Erythromycin, Josamycin und Lincomycin), Cimetidin, Allopurinol. Propranolol, Isoprenalin (evtl. Verringerung der Dosis angezeigt). Bei der gleichzeitigen Anwendung von Enoxacin ist die Theophyllin-Dosis auf 1/4 der regulären Dosis zu reduzieren. 4. Die Wirkung von Lithiumcarbonat und β-Blockern kann durch gleichzeitige Gabe von Theophyllin abgeschwächt werden. **Dosierungsanleitung:** Entnehmen Sie bitte der Packungsbeilage. **Art der Anwendung:** Die Retardkapseln sind möglichst je zur Hälfte morgens und abends zu den Mahlzeiten unzerkaut mit etwas Flüssigkeit einzunehmen. Bilordyl 100/250 soll nach Ablauf des Verfalldatums nicht mehr angewendet werden. **Darreichungsformen, Packungsgrößen und Preise:** Bilordyl 100: Originalpackung mit 50 Retardkapseln (N2) 19,85. Bilordyl 250: Originalpackung mit 20 Retardkapseln (N1) DM 14,50, Originalpackung mit 50 Retardkapseln (N2) DM 31,20. (Stand 1.7.1988)

FISONS
Arzneimittel

FISONS Arzneimittel GmbH · Max-Planck-Straße 9–11 · 5000 Köln 40